肝脏外科名家手术精粹

主 编

刘允怡

副主编

陈孝平 樊 嘉 蔡秀军 沈 锋

编 委（以姓氏笔画为序）

王晓颖 尹新民 刘 荣 刘允怡 刘连新

李相成 别 平 沈 锋 张万广 陈亚进

陈孝平 陈焕伟 周 俭 周伟平 郑树国

陶开山 黄志勇 彭民浩 曾 勇 赖俊雄

虞 洪 窦科峰 蔡秀军 蔡建强 樊 嘉

编委会助理

王一帆 赵 嵘 林 珊

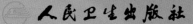

人民卫生出版社

主编简介

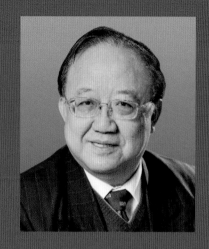

刘允怡　中国科学院院士

香港中文大学医学博士、外科学教授,国际著名的肝胆胰外科学家。

先后获选苏格兰爱丁堡皇家外科学院院士、英国皇家外科学院院士、苏格兰格拉斯高皇家外科学院院士、澳大利亚皇家外科学院院士、美国外科学院院士、国际血管学院院士、马来西亚医学专科学院院士、香港医学专科学院院士、香港外科学院院士。

担任国际肝胆胰协会主席,2009—2011 年亚太区肝胆胰协会会长,16 种国际医学期刊的编委。

前　言

　　从医学本科毕业开始我的外科事业到如今,45 年已匆匆过去。回想当年,我完成普通外科培训决定接受再培训肝胆胰小外科的事,恍如昨日。随后我走进大学仕途,成为一个外科学家－科学家,心中带着一个崇高的理想,希望通过基础和临床研究,成为一位肝脏外科专家,与我的病人一起努力,跟我们共同的敌人——肝癌,一种在我国常见的致命疾病,开战。

　　当我开始外科生涯时,肝脏内科尚是内科中刚起步的小学科,而肝脏外科还是在婴儿阶段。在 20 世纪 60 年代,肝脏切除手术是一个令人望而生畏、死亡风险十分大的手术,只有很少的外科医师有能力和胆量进行,而手术后果也很难预测。而今,肝脏外科已发展成为可以安全而有计划进行的手术。这巨大的转变,主要来自几代外科医师的努力:从解剖和生物学的深入了解,到明白肝脏增生的机制,再到止血步骤和仪器的改良。在 20 世纪 80 年代,肝脏移植的急速发展,使肝脏外科和麻醉科医师能把肝脏外科的领域不断向前推进。以前认为技术上做不到的,现今已变成可能;以前认为太复杂的手术,现今已变为常规手术。另外,微创手术的出现,把以前只能使用长切口的手术变为现今的锁孔手术。无论是腹腔镜或机器人手术,现今已成为在世界上不同医疗中心常规进行的手术。

Foreword

Forty-five years have elapsed since I decided to take up surgery as my professional career after graduation from medical school. I decided to subspecialize in hepato-pancreato-biliary surgery after completing my general surgery training. I then took up an academic post with a noble wish that through basic and clinical researches, I can become a leading surgeon-scientist in liver surgery to fight with my patients against our common enemy called liver cancer, a prevalent and deadly disease in this part of the world. When I started my career in surgery, hepatology was a new branch in Internal Medicine, and liver surgery was still at its infancy. In the 1960s, liver resection was a prohibitive and highly risky endeavor, carried out by a few pioneer surgeons, with inconsistent results. Liver surgery has since developed at a spectacular rate, and it has evolved into a well-planned and safe procedure. This change has mainly been brought about by the innovative advances made by surgeons based on better understanding of liver anatomy and physiology, appreciation of liver regeneration, and improvements in control of haemorrhage due at least partly to modern technology. The rapid development of liver transplantation from the end of the 1980s has greatly enhanced the experience of surgeons and anaesthetists and enabled the boundaries of liver surgery to be extended. What was previously considered as technically impossible has now become possible. What has been defined as 'ultra-major' liver surgery in view of the extent and complexity of the procedure has now been adopted as a routine and carried out in many centers. On the other hand, minimally invasive procedures have also been developed, allowing operations which required a long wound in the past can be done using key-hole incisions. Laparoscopic and robotic liver surgeries are now commonly carried out in centers around the world.

I am extremely fortunate to be involved, at least in part, to the development of this subspecialty of liver surgery at the international, Asia-Pacific and China levels.

With rapid development in liver surgery, there is a high demand on textbooks, not only textbooks covering new knowledge, but also technical skills.

The old operative textbooks describe operations in words. It is not easy for a trainee who has never seen a new operation before to understand how a complicated operation is performed. The next generation of operative textbooks use diagrams to illustrate how an operation is carried out. This results in huge volumes of operative textbooks and yet the Editors have still to choose which operations to include into these books. With advances in technology, it is now possible to combine many videos into a single operative textbook, and liver resection is most suited for such a book. Liver resection is a very complicated procedure which can be carried out with open, laparoscopic or robotic approaches. The liver is divided into 2 hemilivers, 4 sectors, and 8 segments, and each of these units can be resected either alone, or in combination, in a single operation. There are 6 major technical steps in liver resectional surgery, consisting of division of vascular inflow, division of vascular outflow from the right/middle/left hepatic veins and/or the short hepatic veins, transection

我十分幸运地出生于这个大时代。我曾参与在国际上、在亚太区和在我国肝脏外科小专科的建立和发展。

肝脏外科小专科的急速发展，带来对肝脏外科不单在知识，尚有对肝脏手术技术图书的大量需求。

以前的外科手术图书，都是用文字记载。对于初入外科行业的医师，如果完全没有看过一种手术如何进行的话，单看文字，很难构想手术是如何真正地进行。后来的外科手术图书，改成为图谱。在外科急速发展期，这些图谱变得越来越厚，后来再变为十几二十册的图谱套书，只有图书馆才有能力购买。再后来，主编只能选载一些较常用的手术。这大大阻碍新手术的发展和普及。

在现今资讯发达年代，使用不同视频合并成为一本书来展示不同手术，在技术上是完全可行的。

肝脏切除术是一个技术上十分复杂的手术，手术可通过开腹、腹腔镜或机器人来进行。不同的手术方法，在技术上有不同的要求。此外，肝脏可再细分为 2 个半肝、4 个肝区和 8 个肝段。这些不同的独立单位都可以单独或合并切除，变成多种形式的肝脏切除术。其实，所有不同的肝脏切除术，都只是由 6 个步骤组成：

◎ 阻断第一肝门

◎ 阻断第二肝门

◎ 阻断第三肝门

◎ 断肝实质

◎ 离断肝脏韧带

◎ 肝切面止血

但是不同肝脏切除手术，可因上述 6 个不同步骤的先后次序的改变而变成不同的肝脏切除术式。在这本名为《肝脏外科名家手术精粹》的新书中，我们收集了来自我国 16 个著名肝脏中心的 25 位肝脏外科名家 60 个肝脏切除视频。本书共分 8 个部分，包括肝脏解剖结构用于肝脏切除术、开腹 / 腹腔镜 / 机器人进行右 / 左半肝切除术、肝右前 / 右后 / 中 / 左外肝区切除术、尾叶切除术、单独肝段切除术、肝切除 + 门静脉癌栓清扫、ALPPS 等。

对于想从事肝脏外科的医师，尤其是想开展开腹、腹腔镜或机器人的外科医生，这是一本不可多得的学习型工具书。对于在肝脏外科有一定经验的人士，这是一本十分重要且可以帮助改善肝切除技术的参考书。即使是最有经验的肝脏外科医师，通过观看我国多位肝脏外科名家，使用不同的仪器、技术和方法进行不同的肝脏切除视频，也能从本书中获益。

2018 年 10 月

of hepatic parenchyma, mobilization of liver ligaments, haemostasis on raw liver surfaces and removal of specimens. Surgeons can use different combinations of sequencing for these major steps to carry out different liver resections. In this new book "Liver Resections by Top Chinese Masters", we have collected 60 operative videos on liver resection coming from 16 top liver medical centers in China, carried out by 25 surgical masters. The book is divided into 8 chapters which cover topics including liver anatomical structures relevant to liver resection, open/laparoscopic/robotic liver resections on right/left hemihepatectomies, right anterior/right posterior/left lateral/central sectionectomies, caudate lobectomy, isolated liver segment resections, liver resection + portal vein tumour thrombectomy and ALPPS.
This video operative textbook is a must for all surgeons and trainers who wish to embark on open, laparoscopic or robotic liver resections. It is an important textbook for those who wish to improve on their surgical skills in liver resection. Even the most experienced liver surgeons will find this book useful as the videos on liver resections were performed by masters using different instruments, skills and approaches.

October 2018

目 录

目　录

不同方法进行右半肝切除（第 018~056 页）

数目		案例编号	案例来源	数目	案例
案例总数	17	2~18	复旦大学附属中山医院	2	2,5
开腹	10	2~11	四川大学华西医院	2	3,17
腹腔镜	6	12~17	南京医科大学第一附属医院	2	4,11
机器人	1	18	空军军医大学附属西京医院	1	6
			海军军医大学东方肝胆外科医院	1	7
			佛山市第一人民医院	3	8,10,15
			华中科技大学同济医学院附属医院	1	9
			中山大学孙逸仙纪念医院	1	12
			浙江大学医学院附属邵逸夫医院	1	13
			湖南省人民医院	1	14
			陆军军医大学第一附属医院	1	16
			中国香港东区尤德夫人那打素医院外科部	1	18

不同方法进行左半肝切除（第 060~088 页）

数目		案例编号	案例来源	数目	案例
案例总数	14	19~32	复旦大学附属中山医院	2	19,23
开腹	3	19~21	海军军医大学东方肝胆外科医院	1	20
腹腔镜	9	22~30	广西医科大学第一附属医院	1	21
机器人	2	31~32	浙江大学医学院附属邵逸夫医院	2	22,27
			华中科技大学同济医学院附属医院	1	24
			中国科学技术大学附属第一医院	1	25
			湖南省人民医院	2	26,29
			佛山市第一人民医院	1	28
			四川大学华西医院	1	30
			中国人民解放军总医院	2	31,32

肝区切除（第 092~114 页）

数目		案例编号	案例来源	数目	案例
案例总数	12	33~44	湖南省人民医院	1	33
开腹	2	35,42	中国人民解放军总医院	3	34,38,41
腹腔镜	5	33,36,39,40,43	空军军医大学附属西京医院	1	35
机器人	5	34,37,38,41,44	佛山市第一人民医院	1	36
			陆军军医大学第一附属医院	4	37,40,42,44
			中山大学孙逸仙纪念医院	2	39,43

肝尾叶切除 +/- 合并部分肝切除（第118~128页）

数目		案例编号	案例来源	数目	案例
案例总数	6	45~50	海军军医大学东方肝胆外科医院	3	45,46,47
开腹	3	45,46,47	浙江大学医学院附属邵逸夫医院	1	48
腹腔镜	2	48,49	中国人民解放军总医院	2	49,50
机器人	1	50			

单独或合并肝段切除术（第132~138页）

数目		案例编号	案例来源	数目	案例
案例总数	4	51~54	中国医学科学院肿瘤医院	1	51
开腹	1	51	陆军军医大学第一附属医院	2	52,53
腹腔镜	2	52,53	中国人民解放军总医院	1	54
机器人	1	54			

肝切除术 + 癌栓清扫（第142页）

数目		案例编号	案例来源	数目	案例
案例总数	1	55	空军军医大学附属西京医院	1	55
开腹	1	55			
腹腔镜	0	-			
机器人	0	-			

其他肝脏手术（第146~154页）

数目		案例编号	案例来源	数目	案例
案例总数	5	56~60	浙江大学医学院附属邵逸夫医院	2	56,58
开腹	1	60	湖南省人民医院	1	57
腹腔镜	4	56(ALPPS 一期),57,58,59	复旦大学附属中山医院	1	59
机器人	0	-	陆军军医大学第一附属医院	1	60

获取图书二维码增值内容步骤说明

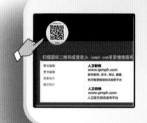

第一步

扫描封底圆形二维码或打开
增值服务激活平台
（jh.ipmph.com）
按界面提示注册
新用户并登录

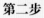

第二步

轻轻刮开涂层并输入激活码
激活图书增值服务

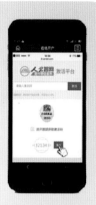

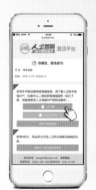

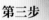

第三步

下载"人卫图书增值"
客户端或打开网站

第四步

登录客户端
使用"扫一扫"
扫描书内二维码
即可直接浏览相应资源

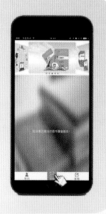

客服热线：4006-300-567
（服务时间 8：00—21：30）

基础知识

1 七个肝脏解剖结构在肝脏手术中的应用

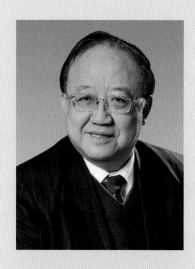

手术医生:刘允怡
术者单位:香港中文大学

刘允怡
中国科学院院士
香港中文大学医学院卓敏外科研究教授
英国爱丁堡皇家外科学院院士
香港医学专科学院外科院士
英国皇家外科学院、英国格拉斯高皇家外科学院院士
澳大利亚皇家外科学院、香港外科医学院荣誉院士

外科手术的实施要基于可靠的解剖基础,没有解剖,就没有外科手术。肝脏外科学也不例外,有七个解剖结构与肝脏外科手术特别相关。正确地应用这些解剖结构知识,不仅使外科医生更安全、更容易地进行肝脏手术,而且可以使外科医生去设计新的手术入路和新的手术操作。

肝脏手术中这七个重要解剖结构,包括:

1. 左/右半肝切除的五个重要解剖结构

(1)肝静脉陷窝(hepatic intervenous fossa);

(2)肝-腔静脉韧带(hepato-caval ligament);

(3)静脉韧带(ligamentum venosum);

(4)肝门板(hepatic hilar plate);

(5)第三肝门(亦称肝短静脉,short hepatic veins)。

2. 肝区和肝三区切除的两个重要解剖结构

(1)镰状韧带(falciform ligament);

(2)肝右前/后区肝蒂分支(right anterior and posterior hepatic pedicles):

1)胆囊窝前沿;

2)路氏沟(Rouviere's sulcus)。

表1　肝脏解剖和肝脏手术切除术统一名称

	手术名称	Couinaud段
半肝切除	右半肝切除	5,6,7,8
	左半肝切除	2,3,4
肝区切除	肝右前区切除	5,8
	肝右后区切除	6,7
	肝左外区切除	2,3
	肝左内区切除	4
肝三区切除	肝右三区切除	4,5,6,7,8
	肝左三区切除	2,3,4,5,8

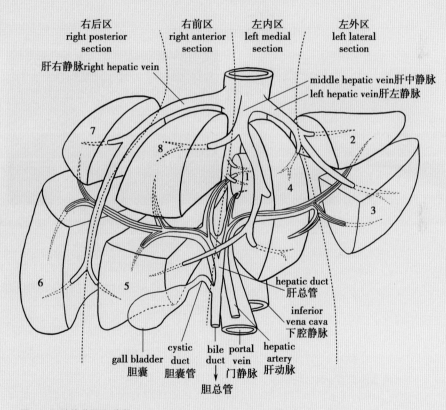

图1　肝脏的分区和分段

一、半肝切除的五个重要解剖结构

1. 肝静脉陷窝

肝静脉陷窝在镰状韧带返折至膈肌的返折出。其前方被冠状韧带覆盖,位于肝右静脉及肝左静脉和肝中静脉共干静脉之间,其后方是下腔静脉。

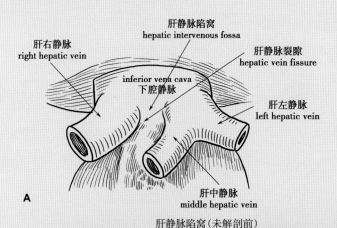

图 2　肝静脉陷窝
A. 肝静脉陷窝　B. 未解剖前
C. 解剖后的肝静脉陷窝(吊带围绕肝左静脉和肝中静脉共干)

肝静脉陷窝(未解剖前)

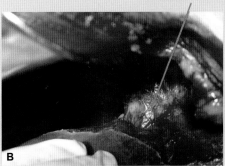

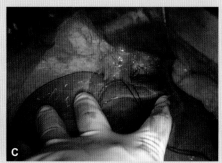

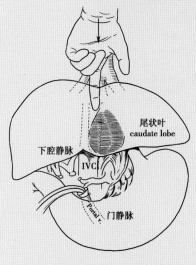

图 3　示指对窝和间隙的钝性分离

解剖肝静脉裂隙:

(1) 找到肝静脉陷窝;

(2) 从陷窝开始锐性或钝性分离肝静脉裂隙中致密的结缔组织;

(3) 紧靠前方之肝面向下做钝性分离;

(4) 一旦有突破感即完成肝静脉裂隙之解剖。

在左/右半肝切除临床应用：

（1）建立 Belghiti 悬吊法隧道，方便进行前入路半肝切除；

（2）解剖肝外肝右静脉或肝左静脉和肝中静脉共干的第一步骤。

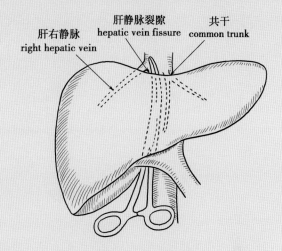

图 4　用钳通过 Belghiti 隧道

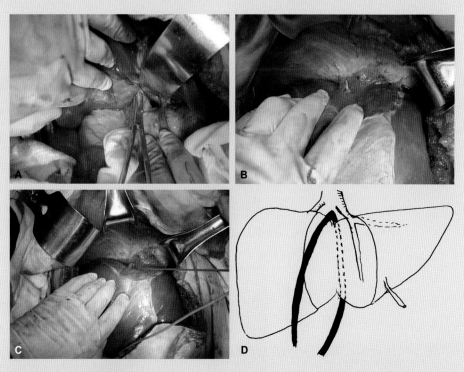

图 5　Belghiti 肝脏悬吊技术

A. 从下向上解剖肝后下腔动脉前隧道　B. 钳从先前分离的肝右静脉和肝中静脉间陷窝所在的平面中穿出　C. 吊带向上提拉肝脏　D. 完成图

2. 肝 - 腔静脉韧带与肝短静脉(第三肝门)

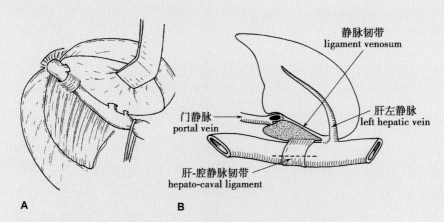

图 6　腔隙韧带
A. 右肝游离后的肝 - 腔静脉韧带　　B. 下腔静脉左侧的肝 - 腔静脉韧带

　　肝 - 腔静脉韧带跟尾状叶相连,围绕下腔静脉,日本外科医生称之为马库奇韧带(Makuuchi ligament)。马库奇教授虽然不是第一个描述这个韧带的人,但是他首次提出该韧带在鉴定和分离肝右静脉中的重要应用。

　　肝 - 腔静脉韧带在右半肝切除时的重要性:如果在肝外显露肝右静脉,要先解剖肝静脉陷窝,切除下腔静脉右缘肝短静脉(第三肝门),再游离和切断肝 - 腔静脉韧带,才可以将肝右静脉游离出来。

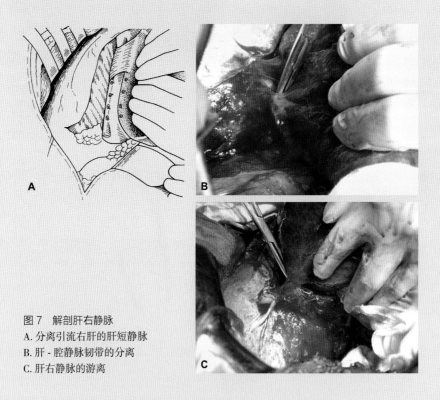

图 7　解剖肝右静脉
A. 分离引流右肝的肝短静脉
B. 肝 - 腔静脉韧带的分离
C. 肝右静脉的游离

3. 静脉韧带

又称为 Arantian 韧带。肝横切面可见静脉韧带和 Spiegelian 叶和腔静脉旁部（paracaval portion）的关系。

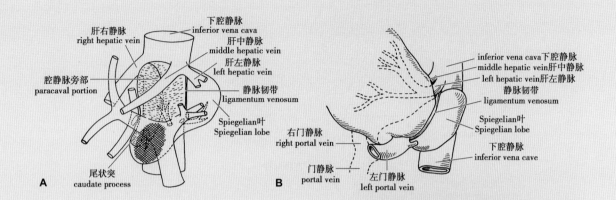

图 8　解剖静脉韧带
A. 背扇区：去除肝脏的主要部分（即 Couinaud 2~8 段）后
B. 静脉韧带和背扇区的关系（将左肝推向右上后，从腹部左侧前面观）　C. 术中显示静脉韧带（血管钳所指之处）附着于肝中静脉、肝左静脉共干静脉的后面

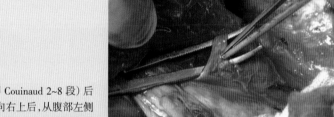

在出生前原为静脉导管（ductus venosus），出生后变为静脉韧带。因此，韧带位置不变，从左门静脉连到肝中静脉、肝左静脉共干静脉后部。

静脉韧带在左半肝切除的重要性：如果要在肝外显露肝中静脉、肝左静脉共干静脉，要先解剖肝静脉陷窝，断静脉韧带并向上游离，亦即把肝中静脉、肝左静脉共干静脉后方游离，游离肝中静脉、肝左静脉共干静脉变得容易。

解剖静脉陷窝后，游离肝中静脉、肝左静脉共干前先断静脉韧带，韧带向上解剖，游离共干后方就变得容易。

需要在肝外控制肝右静脉或肝中静脉、肝左静脉共干时，如不用把肝右静脉或肝中静脉、肝左静脉共干完全游离和用带围绕来控制，可只解剖这些静脉的两侧面，用钳夹法来作肝外控制。

控制第二肝门的简单方法：

只游离肝右静脉右方，肝右静脉和肝中静脉、肝左静脉共干中空隙，和肝中/肝中静脉、肝左静脉共干左方，然后用血管钳控制。

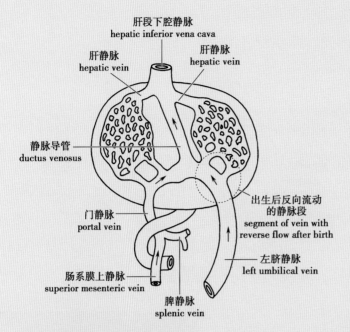

图 9 未出生婴儿的左脐静脉血流方向

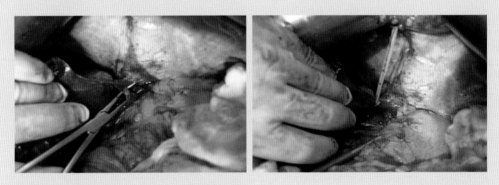

图 10 顺着静脉韧带,分离肝中静脉、肝左静脉共干静脉

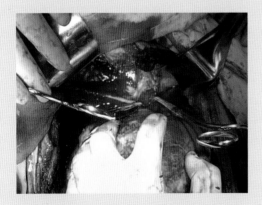

图 11 使用两把血管钳分别控制肝右静脉和肝中 / 左静脉共干

4. 肝门板

在肝门部，Glissonian 鞘和附近结缔组织共同形成肝门板。

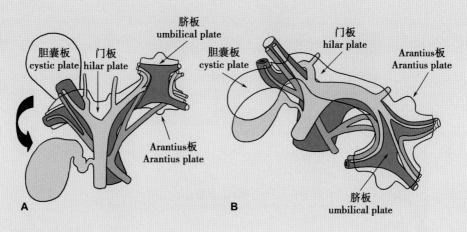

图 12 肝门板
A. 前面观　B. 前 - 后面观

肝门板由 4 部分组成：门板（hilar plate）、胆囊板（cystic plate）、脐板（umbilical plate）、Arantian 板（Arantian plate）。

肝门板在半肝切除的重要性：降低门板后，可分别控制左右肝蒂。

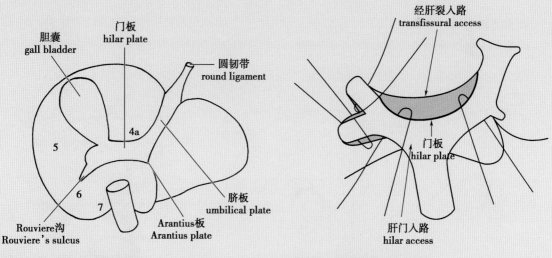

图 13 肝门板的 4 个组成部分　　　　　图 14 降低肝门板

操作步骤:

1) 切开肝门板;

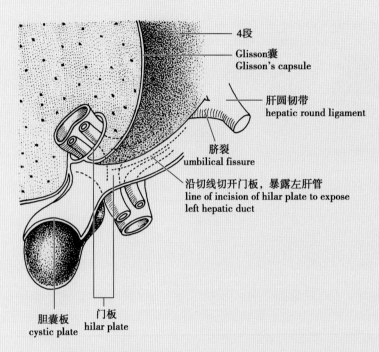

4段

Glisson囊
Glisson's capsule

肝圆韧带
hepatic round ligament

脐裂
umbilical fissure

沿切线切开门板,暴露左肝管
line of incision of hilar plate to expose
left hepatic duct

胆囊板
cystic plate

门板
hilar plate

图 15　降低肝门板正确的平面

2) 降下肝门板;

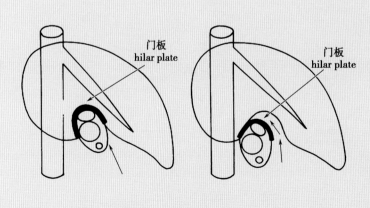
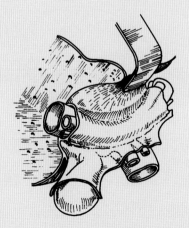

门板
hilar plate

门板
hilar plate

图 16　降低肝门板正确的平面(从左向右看)

3) 分离左右肝蒂。

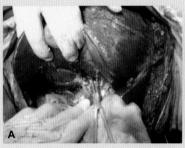 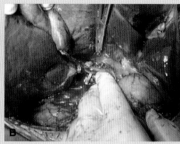 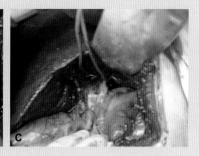

图 17 降低肝门板，解剖左右肝蒂
A. 用止血钳分离和降低肝门板　B. 分离右肝蒂　C. 带子围绕左肝蒂

5. 第三肝门

　　肝短静脉直接把肝脏背侧的血液汇入下腔静脉，分离右方肝短静脉才容易找到肝 - 腔静脉韧带。肝短静脉顺着肝后下腔静脉右侧及左侧缘引流肝脏背侧血流入下腔静脉，这解释了为什么 Belghiti 肝悬吊技术有一无血管通道。

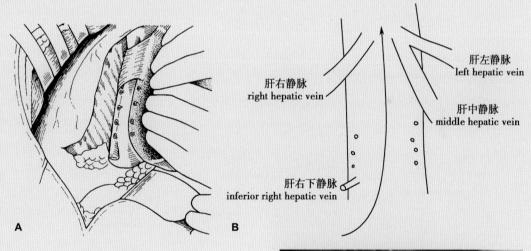

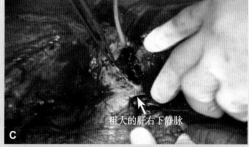

图 18 肝短静脉和肝右下静脉
A. 分离引流右肝的肝短静脉　B. Belghiti 肝悬吊技术的无血管通道　C. 粗大的肝右下静脉

第三肝门在半肝切除的重要性:主要在右半肝或合并尾叶切除时,如控制不好,可能出血点;肝右下静脉如粗大,阻断后可导致部分右半肝充血。

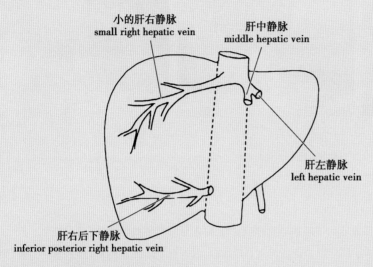

图19 肝右静脉和粗大的肝右后下静脉

二、肝区和肝三区切除的两个重要解剖结构

1. 镰状韧带

镰状韧带把左半肝分为左外区(2,3段)和左内区(4段)。

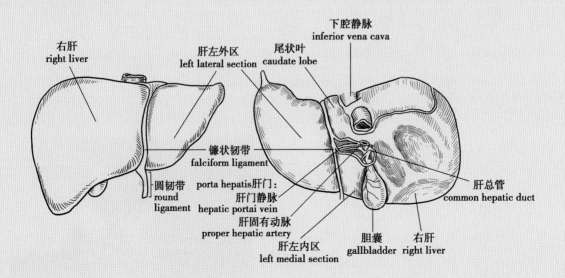

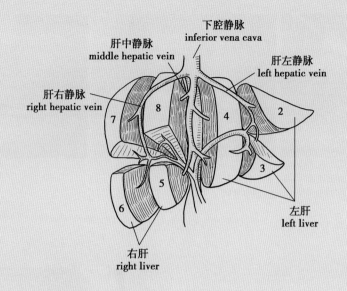

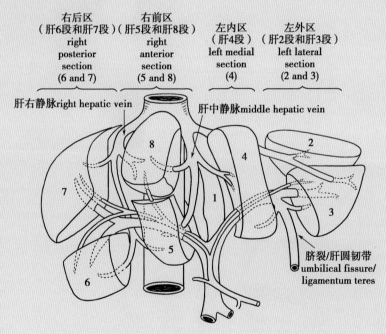

图 20　肝 8 区：显示镰状韧带

　　进行左外区切除时（切除肝 2，3 段），离断肝实质应在镰状韧带左沿距离 1cm，否则可能伤害供应肝 4 段的血管 / 肝管分支。同样道理，进行左内区切除时（切除肝 4 段），应在镰状韧带右沿 1cm，另一断肝面应沿肝中静脉左沿，小心不能伤及肝中静脉和肝左静脉。

　　2. 肝右前 / 后区肝蒂分支

　　（1）胆囊窝前沿；

　　（2）路氏沟。

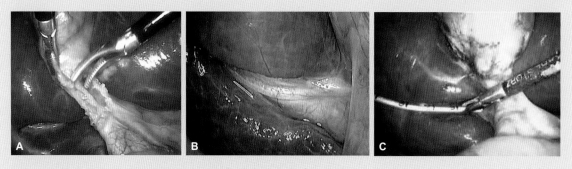

图 21　胆囊窝和路氏沟是帮助找寻肝右前 / 后区肝蒂分支的结构
A. 胆囊窝　B. 路氏沟　C. 胆囊窝和路氏沟在肝脏同一平面

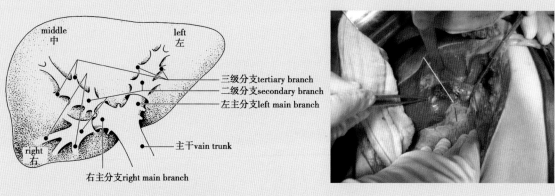

图 22　右肝蒂前支在胆囊窝前沿，后支在路氏沟

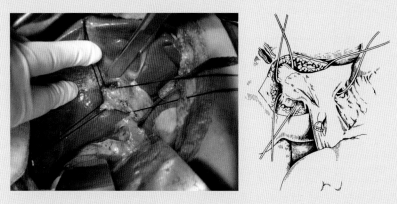

图 23　右肝蒂前后支在肝外分离

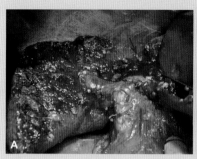 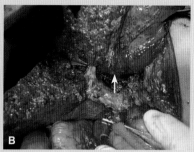

图 24 解剖肝实质后,显示肝蒂分支
A. 肝内解剖右肝蒂　B. 右肝蒂前后分支

| 视频 1 |
七个肝脏解剖结构在
肝脏手术中的应用
(刘允怡)

不同方法进行右半肝切除

2 右半肝切除术

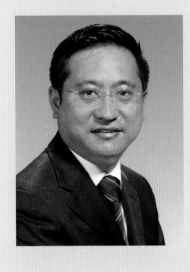

手术医生:周俭
术者单位:复旦大学附属中山医院

周　俭
教授,主任医师,博士生导师
复旦大学附属中山医院副院长、肝外科主任
复旦大学肝癌研究所副所长
上海市徐汇区中心医院院长
国家"万人计划"科技创新领军人物
国家杰出青年科学基金获得者
教育部长江学者特聘教授
中国抗癌协会肝癌专业委员会主任委员
中华医学会肿瘤学分会副主任委员

| 病人信息 |

基本信息: 女性,12 岁,身高 135cm,体重 31kg
病人主诉: 发现"肝恶性肿瘤"4 月余,3 次 TACE 术后
术前诊断: 肝恶性肿瘤 TACE 术后
既往病史: 否认糖尿病等疾病史;无乙肝等传染病史
肿瘤分期: 中国肝癌分期IIb 期;BCLC B 期

| 影像学检查结果(TACE 术前)|

CT: 肝内多发 MT,肝动脉供血为主;肝静脉、门静脉、下腔静脉受压推移。
MR: 右肝多发 HCC(最大者大小约 11.2cm×8.7cm)。

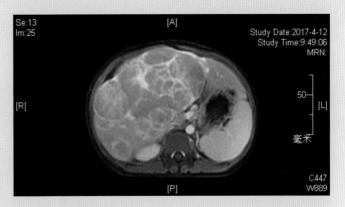

图 1　影像学检查结果:TACE 术前

|影像学检查结果(TACE 术后)|

CT: 肝多发 MT 介入术后,肿瘤部分存活。门脉分支受压移位变细。

MR: 肝脏多发 MT 介入术后,肿瘤部分存活,较前肿瘤范围缩小,大小约 10.5cm×8.5cm,周围可见子灶。

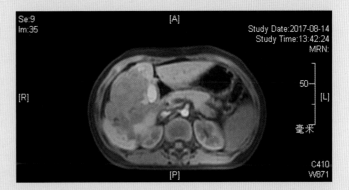

图 2　影像学照片:TACE 后手术前——T1 动脉期

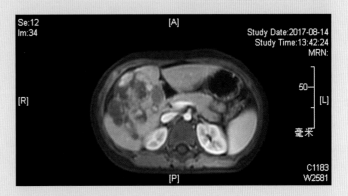

图 3　影像学照片:TACE 后手术前——T1 门脉期

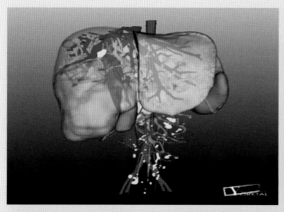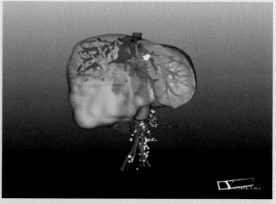

左外区体积	左半肝体积	右半肝体积	标准肝脏体积	左半肝 / 标肝
302.5ml	448.5ml	794.2ml	765.1ml	58.6%

图 4 术前三维重建及肝体积测算

病理结果:肝细胞肝癌,大小 10.5cm×9.5cm×7cm,分化 II 级,伴间质大片胶原化,符合介入术后改变,未见脉管 / 微脉管侵犯。

AFP(ng/ml)变化:

>60 500	→	22 264	→	12 828	→	1104	→	49.1	→	3.7
术前		第 1 次 TACE 后		第 2 次 TACE 后		第 3 次 TACE 后		右半肝切除术后		出院后随访

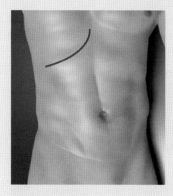

图 5 切口位置

| 手术概况 |

病人体位:平卧位
切口位置:右侧肋缘下
断肝方法:钳夹法
切肝器械:止血钳等
血流控制: Pringle 肝门阻断法

| 视频 2 |
右半肝切除术

| 关键步骤 |

1. 游离右肝；
2. 术中超声；
3. 解剖第一肝门及第二肝门，分离肝右动脉、门脉右支和肝右静脉；
4. 结扎肝右动脉、门脉右支，划定预切线，结扎肝右静脉；
5. Pringle 法阻断入肝血流；
6. 钳夹法离断肝实质；
7. 创面止血

| 学习要点 |

1. 术前精确评估；
2. 离断门脉右支及肝右动脉，结合 Pringle 法入肝血流阻断，有效控制术中出血；
3. 肝实质离断前结扎肝右静脉，减少肿瘤细胞进入体循环机会。

| 学习要点(钳夹法) |

1. 预切线及肝断面的确定(术中超声、缺血线)；
2. 钳夹离断肝实质；
3. <1mm 血管电刀离断；1~3mm 血管予以钛夹、结扎或超声刀离断；>3mm Glisson 或肝静脉分支予以结扎或缝扎；肝右动脉结扎；门脉右支、右肝管及肝右静脉予以缝扎。

3 右半肝切除术

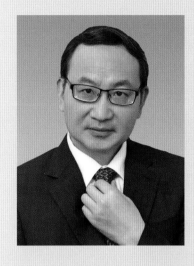

手术医生:曾勇
术者单位:四川大学华西医院

曾 勇
MD,PhD,FRCS
教授,主任医师,博士生导师
四川大学华西临床医学院 / 华西医院副院长
中华医学会外科学分会肝脏外科学组委员
中国抗癌协会胆道肿瘤专业委员会副主任委员
中国研究型医院学会转化医学分会副会长
中华医学会四川省外科专业委员会主任委员
中国医师协会外科医师分会机器人外科医师委员会常务委员

| 病人信息 |

主　　诉: 发现肝脏占位 1 月余
基本信息: 男性,75 岁,身高 164cm,体重 60kg
既往病史: HBsAb(+),HBeAb(+),HBcAb(+)
体格检查: 无特殊
术前诊断: 右肝巨大占位:HCC

| 辅助检查 |

项目	重点指标	数值
血常规	血小板计数	197×10^9/L
肿瘤标记物	AFP	2.83ng/ml
肿瘤标记物	PIVKA-Ⅱ	5948.0mAU/ml
输血前全套	HBsAb(+),HBeAb(+),HBcAb(+),	
肝功	Child-Pugh A 级 TB 15.5μmol/L;ALT 48IU/L;ALB 38.1g/L	
肾功	eGFR 68.05ml/(min·1.73m²)	
心肺功能	心电图、超声心动图、全套肺功能测试、胸部 CT 均未见明显异常	
肝储备功能	ICG-R$_{15}$:7.6%	

| 影像学检查结果 |

术前CT：查见右肝巨大包块，大小约12.9cm×9.8cm，肝右静脉受推挤。

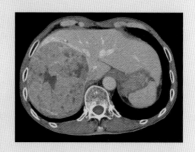

图1 术前CT

肝脏 总体积	包块 体积	标准肝 体积	预计切除肝脏 体积	预计切除肝组织 体积
2297ml	1242ml （54.08%）	1025ml	1582ml	330ml
RLV/TFLV=（1025−330）/1025=67.8%				

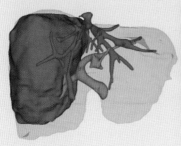

图2 三维重建结果

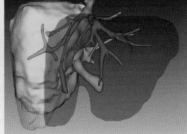

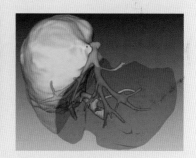

图3 肝静脉重建影像

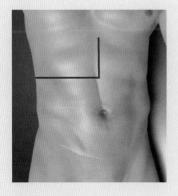

图4 切口位置

| 手术概况 |

切口位置：右上腹反"L"形切口

断肝方法：刮吸解剖法

切肝器械：超声刀、CUSA、双极电凝

血流控制：右半入肝血流阻断

| 视频3 |
右半肝切除术

| 关键步骤 |

1. 游离右半肝、切除胆囊；

2. 解剖肝右动脉、门静脉右支；

3. 选择性右半入肝血流阻断、离断肝实质；

4. 肝脏断面止血；

5. 关腹。

| 学习要点 |

1. 选择性右半入肝血流阻断的精准肝切除术；

2. 在半肝缺血线基础上，以术中超声定位切除边界；

3. 肝脏手术肝实质离断及常见出血控制技巧。

4 前入路右半肝切除术

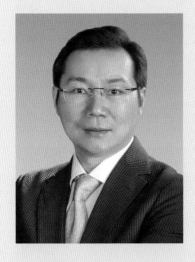

手术医生:李相成
术者单位:南京医科大学第一附属医院(江苏省人民医院)

李相成　教授
主任医师、博士生导师
南京医科大学第一附属医院肝胆中心副主任
中华医学会外科学分会胆道学组委员
中国研究型医院学会消化外科专业委员会副主任委员
中国医师学会肝脏外科分会委员,肿瘤学分会委员
江苏省医学会肿瘤学分会主任委员,肝胆肿瘤学组组长
江苏省医学会外科学分会胆道学组组长

| 病人信息 |

基本信息:男性,71 岁
病人主诉:上腹部不适 5 月余
术前诊断:肝占位性病变
既往病史:无肝炎病史、30 年前因"急性阑尾炎"行阑尾切除术
分　　期:TNM 分期:T3bN0M0

| 影像学检查结果 |

术前 CT:右半肝巨大占位

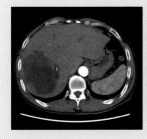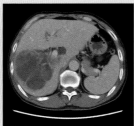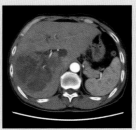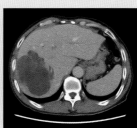

图 1　术前 CT

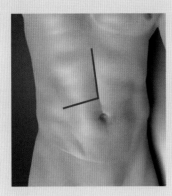

图2 切口位置

┃手术概况┃

病人体位:平卧位
切口位置:反"L"形切口
切肝方法:钳夹法
切肝器械:电凝刀、超声刀
血流控制:肝门阻断法

┃视频4┃
前入路右半肝切除术

┃关键步骤┃

1. 肝门部显露,降低肝门板;
2. 解剖并结扎肝右动脉,门静脉右支;
3. 前入路离断肝实质;
4. 游离肝固有韧带,解剖并离断肝右静脉,取出标本。

┃学习要点┃

1. 前入路右半肝切除术先沿 Cantlie 线断肝,然后游离右肝韧带、肝右静脉以及右侧肝短静脉,游离、切除病肝,符合不触摸、不挤压肿瘤的无瘤手术原则;
2. 该术式可作为治疗右半肝巨大肿瘤的首选术式,可增加累及周围组织(膈肌、右侧肾上腺)的肿瘤切除率,并能够减少术中出血量和术后并发症。

5 右半肝切除术（前入路、Belghiti 悬吊法）

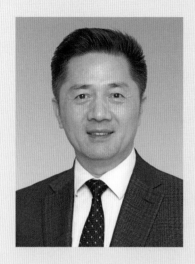

手术医生：樊嘉
术者单位：复旦大学附属中山医院

樊 嘉
医学博士，教授，FACS
中国科学院院士
复旦大学附属中山医院院长
上海市肝肿瘤临床医学中心主任，上海市肝病研究所所长，复旦大学肝癌研究所常务副所长
中华医学会常务理事，中华医学会肿瘤学分会前任主任委员
中国医师协会常务理事，中国医师协会外科医师分会肝脏外科医师委员会主任委员
中国抗癌协会常务理事，中国抗癌协会肝癌专业委员会名誉主任委员

| 病人信息 |

基本信息：男性，69 岁
病人主诉：体检发现肝占位病变 2 周
术前诊断：原发性肝癌
既往病史：高血压 5 年，乙肝病史 10 年，使用抗乙肝抗病毒治疗 1 年
肿瘤分期：TNM 分期 T2N0M0

| 术前影像学检查结果 |

MRI：恶性肿瘤位于右半肝，肝右静脉受侵犯

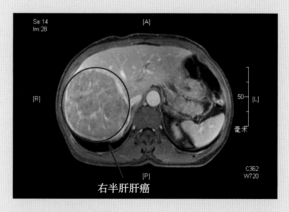

右半肝肝癌

图 1 影像学检查结果

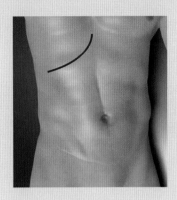

图 2 切口位置

┃手术概况┃

病人体位：左侧 45° 卧位

切口位置：右肋缘下切口

断肝方法：超声刀断肝法

切肝器械：超声刀

血流控制：Pringle 阻断法

┃ 视频 5 ┃
右半肝切除术（前入
路、Belghiti 悬吊法）

┃关键步骤┃

1. 右侧肝门解剖；

2. 肝实质切线判定；

3. Belghiti 悬吊；

4. 肝实质离断；

5. 肝短静脉处理；

6. 肝右静脉处理；

7. 肝周韧带游离。

┃学习要点┃

1. 第一肝门解剖：显露肝右静脉、门静脉右支并
   离断；

2. Belghiti 悬吊（肝后腔静脉前隧道）；

3. 超声刀技术离断肝实质；

4. 处理肝短静脉、肝右静脉。

6　前入路解剖性右半肝切除术

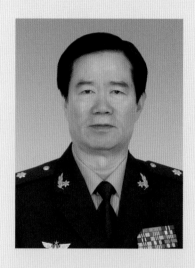

手术医生:窦科峰　陶开山
术者单位:空军军医大学附属西京医院

窦科峰
教授,主任医师,博士生导师
中华医学会外科学分会副主任委员
中国研究型医院学会普通外科学专业委员会主任委员
中国医师协会器官移植医师分会副会长
中华医学会器官移植学分会常委
全军普通外科委员会主任委员

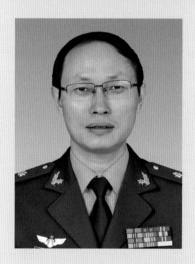

陶开山
教授,主任医师,博士生导师
空军军医大学西京医院肝胆胰脾外科主任、全军器官移植研究所主任
中国研究型医院学会普通外科学专业委员会副主任委员、秘书长
中华医学会器官移植学分会异种移植学组副会长
中华医学会肿瘤学分会肝癌学组委员
国际肝胆胰协会中国分会 MDT 委员会副主任委员

| 病人信息 |

基本信息:女性,65 岁,身高 160cm,体重 51kg

病人主诉:间断右上腹隐痛 2 个月

术前诊断:1. 原发性肝癌;2. 慢性乙型病毒性肝炎

既往病史:发现乙肝 20 余年,未予以治疗

肿瘤分期:BCLC 分期　B 期

｜影像学检查结果｜

超声造影：动脉期肝右后区两处病灶均可见造影剂快速灌注，延迟相病灶内回声明显低于周围肝组织。

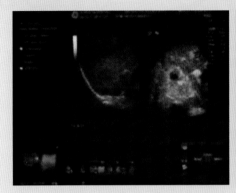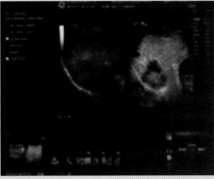

图 1 超声造影

CT 平扫 + 增强：右肝可见大小约 5.0cm×3.6cm 软组织低密度灶，周围可见一类圆形小病灶，轻度强化。

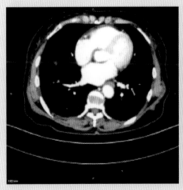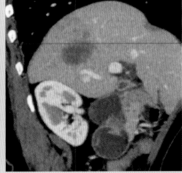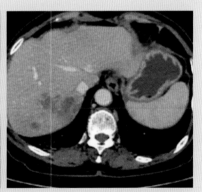

图 2 CT 平扫 + 增强

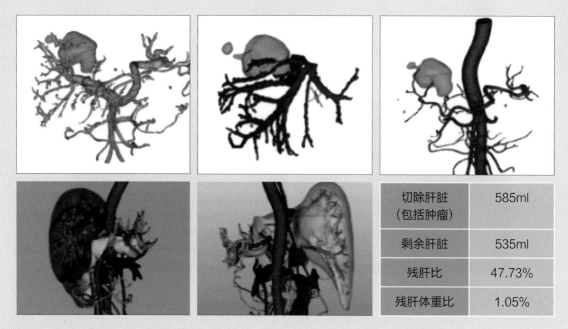

切除肝脏（包括肿瘤）	585ml
剩余肝脏	535ml
残肝比	47.73%
残肝体重比	1.05%

图3 三维重建结果

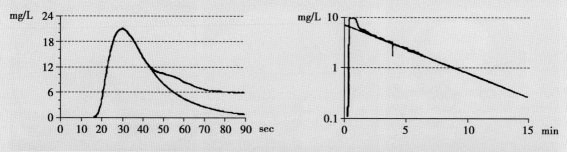

项目	测定值	正常参考值	项目	测定值	正常参考值
ICG15min 滞留率	3.60%	<10%	脉搏	64 次 / 分	60~100 次 / 分
ICG 血浆清除率	0.221/min	0.158~0.232/min	血氧饱和度	97%	94%~100%
半衰期	3.1min	2.997~4.387/min	运氧量	399ml/min	
有效肝脏血流量	0.849L/min		平均循环时间	37.3s	

图4 肝脏储备功能检测

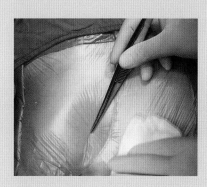

图 5 切口位置

| 手术概况 |

病人体位:仰卧位

切口位置:右侧肋缘下斜切口

切肝方法:前入路解剖性右半肝切除

切肝器械:电刀,蚊式钳,超声刀,射频止血系统

血流控制:1. 区域性入肝血流阻 2. 绕肝提拉

| 视频 6 |
前入路解剖性
右半肝切除术

| 关键步骤 |

1. 解剖第一肝门并离断肝右动脉、胆管右支、门静脉右支。切肝前常规行区域性入肝血流阻断。
2. 解剖第二肝门,显露肝右静脉、腔静脉窝,绕肝提拉。
3. 确定切除线,多器械联合离断肝脏实质。
4. 离断肝短静脉和肝右静脉。

| 学习要点 |

1. 解剖第一肝门,充分显露肝动脉、肝左动脉、肝中动脉、肝右动脉、胆总管、左右肝管、门静脉左支、门静脉右支。离断肝右动脉、右肝管及门静脉右支。
2. 解剖第二肝门,充分显露肝右静脉、腔静脉窝,绕肝提拉。
3. 沿切除线多器械联合(电刀、蚊式钳、超声刀、射频止血系统)离断肝实质。
4. 所遇管道(肝静脉分支、门静脉分支、分支胆管及小动脉)的离断及处理。

7 右半肝切除术

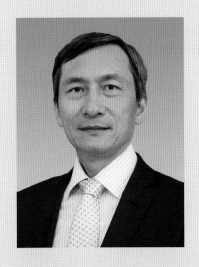

手术医生:周伟平
术者单位:海军军医大学东方肝胆外科医院

周伟平
教授,主任医师,博士生导师
中国腹腔镜肝切除发展与推广专家委员会副主任委员
中国医师协会肝脏外科专业委员会常务委员
中国医师协会 MDT 专业委员会委员
全军普外科专业委员会常务委员
中国医药生物技术协会生物样本库分会常务委员

| 病人信息 |

基本信息:男性,40 岁
病人主诉:体检 B 超发现肝占位 4 天
术前诊断:原发性肝癌,乙肝病毒携带,肝炎后肝硬化
既往病史:既往无特殊慢性病史
肿瘤分期:T1N0M0

| 影像学检查结果 |

术前 B 超:发现右肝占位
术前 CT:提示右肝 5、6、7、8 段占位,14.3cm×9.6cm,动脉期不规则强化,门脉期、延迟期强化消退,考虑右肝块状型肝癌
心电图、胸片、肺功能均正常

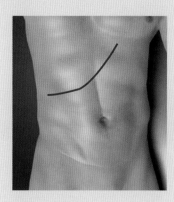

图 1 切口位置

┃ 手术概况 ┃

病人体位:平卧位,右侧抬高
切口位置:如图 1
断肝方法:超声刀离断
切肝器械:超声刀,电刀
血流控制: Pringle 法 + 绕肝带

┃ 视频 7 ┃
右半肝切除术

┃ 关键步骤 ┃

1. 初步游离肝周韧带、圆韧带、镰状韧带、肝肾韧带;
2. 解剖第三肝门,放置绕肝带;
3. 以腔静脉窝至胆囊窝标记预切线,超声刀离断肝实质;
4. 以直线切割吻合器分别离断门脉右前、右后区,以及肝右静脉;
5. 游离肝脏裸区,创面止血。

┃ 学习要点 ┃

1. 右半肝切除可选择前入路肝肿瘤切除,以免过分挤压肿瘤;
2. 可采用右半肝入肝血流阻断或 Pringle 法入肝血流阻断;
3. 采用超声刀离断肝实质,采用切割闭合器离断门静脉右前区支、右后区支。

8 五枪法前入路右半肝切除术

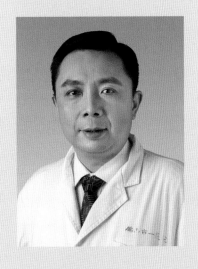

手术医生：陈焕伟
术者单位：佛山市第一人民医院

陈焕伟
主任医师
佛山市第一人民医院肝脏胰腺外科主任
广东省医学会肝胆胰外科学分会副主任委员
广东省抗癌协会肝癌专业委员会副主任委员

| 病人信息 |

基本信息：男性，46 岁，身高 170cm，体重 60.8kg，BMI：21
病人主诉：右上腹痛 1 周
术前诊断：原发性肝癌
既往病史：乙肝病史多年，未予特殊处理
肿瘤分期：T1N0M0

| 影像学检查结果 |

术前 CT：右肝巨块型肝癌

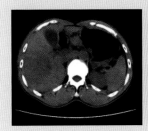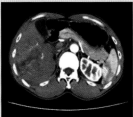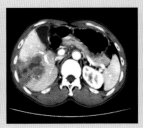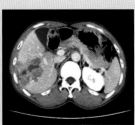

图 1 上腹部 CT 图像

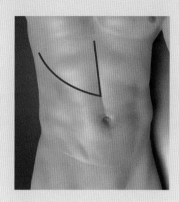

图 2　切口位置

｜手术概况｜

病人体位:平卧位

切口位置:右上腹反"L"形切口

断肝方法:前入路、Belghiti 悬吊

切肝器械:超声刀、超吸刀、双极电凝切割闭合器

血流控制:下降肝门板区域性入肝血流阻断

｜视频 8 ｜
五枪法前入路
右半肝切除术

｜关键步骤｜

1. 游离肝后隧道、放置 Belghiti 悬吊带;

2. 下降肝门板行右半肝入肝血流阻断;

3. 前入路法离断肝实质;

4. 切割闭合器离断左 / 右半肝,切断肝中静脉 5 段和 8 段分支、右肝蒂、肝右静脉;

5. 游离肝周韧带。

｜学习要点｜

1. 掌握下降肝门板行右肝蒂血流阻断的方法;

2. 掌握经肝后隧道放置 Belghiti 悬吊带的方法;

3. 掌握术中超声定位的方法;

4. 掌握五枪法技术要点,即采用切割闭合器离断肝中静脉的 5 段和 8 段分支,右侧肝蒂,尾状叶,肝右静脉;

5. 游离右侧肝周韧带。

9 陈氏悬吊法右半肝切除术

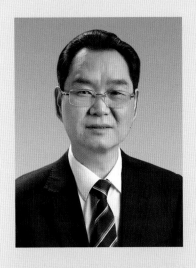

手术医生:陈孝平　黄志勇
术者单位:华中科技大学同济医学院附属同济医院

陈孝平
教授,主任医师,博士生导师
中国科学院院士
华中科技大学同济医学院附属同济医院外科学系主任、肝脏外科中心主任
亚太腹腔镜肝切除推广与发展专家委员会主席
国际肝胆胰协会中国分会主席
亚太肝癌协会常委
中华医学会外科学分会常务委员兼肝脏外科学组组长

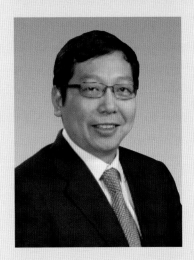

黄志勇
教授,主任医师,博士生导师
华中科技大学同济医学院附属同济医院普通外科副主任,基本外科研究
室副主任
亚太肝胆胰协会常务委员及候任秘书长
国际肝胆胰协会中国分会副主任委员
中国医师协会外科医师分会胆道外科专业委员会副主任委员
中国抗癌协会肝癌专业委员会副主任委员
中华医学会外科学分会感染与危重病学学组委员

| 病人信息 |

基本信息:男,28 岁,身高 158cm,体重 49kg
病人主诉:肝区不适伴乏力 1 周
术前诊断:1. 原发性肝癌;2. 乙型病毒性肝炎
既往病史:乙肝病史 10 余年,曾间断口服抗病毒药,具体不详。无高血压、糖尿病史,无手术输血史。

|影像学检查结果|

上腹部彩超: 右肝可见一大小约 15.3cm×8.6cm 低回声区,边界不清,内部回声不均匀,紧邻肝中静脉,门脉主干及左右分支内未见异常回声。

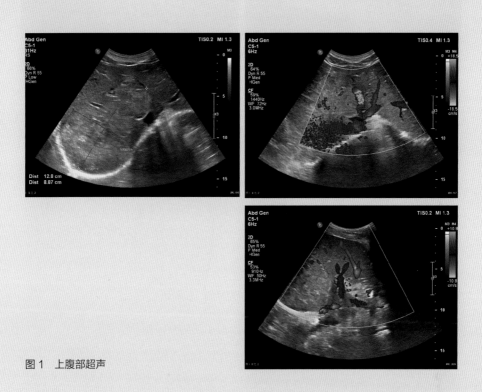

图 1　上腹部超声

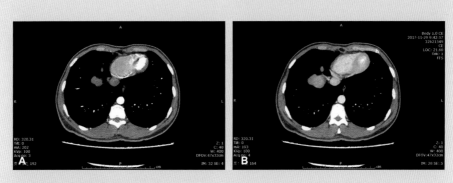

图 2　肝脏 CT 扫描
A. 动脉期　B. 门脉期

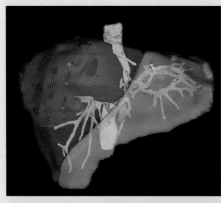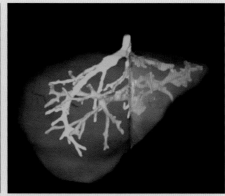

图 3　三维成像：左半肝体积为 420ml，占体重比 0.86%

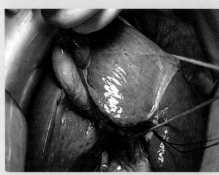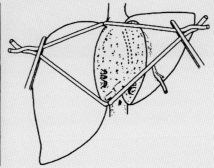

图 4　陈氏悬吊法

| 手术概况 |

病人体位：平卧位

切口位置：右肋缘下切口

断肝方法：陈氏悬吊法

切肝器械：百克钳

血流阻断：选择性入肝血流阻断 + 肝下下腔静脉阻断

适用病例：右肝肿瘤巨大，占据右膈下大量空间，病侧肝脏游离困难

| 视频 9 |
陈氏悬吊法右半肝
切除术

| 关键步骤 |

1. 不解剖肝门经肝实质行右肝蒂入肝血流阻断,即阻断肝右动脉和门静脉右支。

2. 游离肝下下腔静脉并环绕阻断带,必要时可阻断肝下下腔静脉,控制肝静脉出血。

3. 于肝右侧脏面后下方切开后腹膜,显露出右肾上腺;沿下腔静脉右侧、肝脏与右肾上腺之间的间隙向上钝性分离。

4. 于肝上下腔静脉右侧切开右冠状韧带,用左手示指沿肝上下腔静脉右侧缘紧靠肝脏向下分离肝后间隙,至左、右两手示指在肝后间隙会师。

5. 用一把肾蒂钳从肝后间隙自下而上穿出,张开肾蒂钳将一条或两条悬吊带夹住后自隧道下方拖出。

6. 用一把直血管钳夹住条带的两端,牵拉条带悬吊肝脏(如用双悬吊带牵拉,则一根向右牵拉,另一根向左牵拉,可使断离肝实质的术野显露更加清楚,操作更加容易)。

| 学习要点 |

1. 不解剖肝门经肝实质直接阻断右肝肝蒂;

2. 游离肝下下腔静脉并环绕肝下下腔静脉阻断带;

3. 钝性游离下腔静脉右侧旁的肝后间隙并建立隧道,绕置悬吊带;

4. 牵拉悬吊带,悬吊肝脏,充分显露;

5. 离断肝实质,切断肝右静脉;

6. 游离、切除右侧肝脏。

10 开腹前入路右半肝切除术 - 降低肝门板

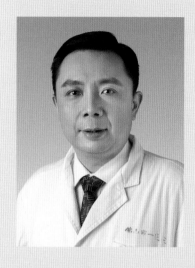

手术医生:陈焕伟
术者单位:佛山市第一人民医院

陈焕伟
主任医师
佛山市第一人民医院肝脏胰腺外科主任
广东省医学会肝胆胰外科学分会副主任委员
广东省抗癌协会肝癌专业委员会副主任委员

| 病人信息 |

基本信息:男性,41 岁,身高 178cm,体重 61.8kg,BMI:19.3
病人主诉:发现 HBsAg 阳性 10 余年,右上腹痛 4 天
术前诊断:原发性肝癌
既往病史:无
肿瘤分期:T1N0M0

| 影像学检查结果 |

术前 CT:右肝巨块型肝癌;侵犯肝右静脉,肿瘤大小:14cm×14cm×12cm

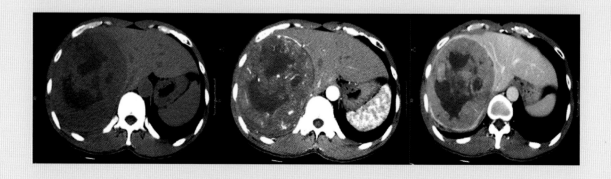

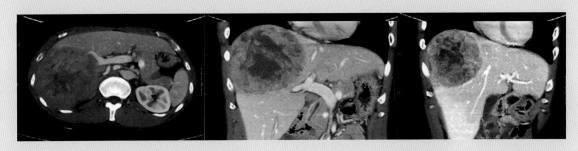

图 1　上腹部 CT 图像

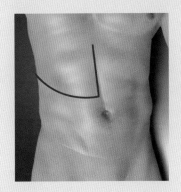

图 2　切口位置

┃ 手术概况 ┃

病人体位：平卧位

切口位置：右上腹反"L"形切口

断肝方法：前入路、Belghiti 悬吊

切肝器械：超声刀、超吸刀、双极电凝、切割闭合器

血流控制：下降肝门板区域性半肝血流阻断

┃ 视频 10 ┃
开腹前入路右半肝
切除术 - 降低肝门板

┃ 关键步骤 ┃

1. 游离肝后隧道、放置 Belghiti 悬吊带；
2. 下降肝门板结扎右侧肝蒂行右半肝入肝血流阻断；
3. 前入路法离断肝实质；
4. 切割闭合器离断右肝蒂；
5. 切割闭合器离断肝右静脉；
6. 游离右肝周韧带。

┃ 学习要点 ┃

1. 通过下降肝门板行区域性半肝血流阻断，即阻断右侧肝蒂；
2. 经肝后隧道放置 Belghiti 悬吊带；
3. 采用超声刀联合双极电凝、超吸刀等离断肝实质；
4. 切割闭合器离断右侧肝蒂；
5. 全程显露肝中静脉及肝后下腔静脉；
6. 切割闭合器离断肝右静脉。

11 合并门静脉切除重建的肝门部胆管癌根治术

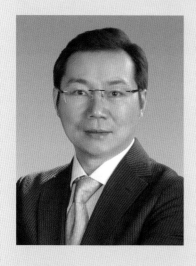

手术医生:李相成
术者单位:南京医科大学第一附属医院(江苏省人民医院)

李相成
教授,主任医师,博士生导师
南京医科大学第一附属医院肝胆中心副主任
中华医学会外科学分会胆道外科学组委员
中国研究型医院学会消化外科专业委员会副主任委员
中国医师学会肝脏外科分会委员,肿瘤学分会委员
江苏省医学会肿瘤学分会主任委员,肝胆肿瘤学组组长
江苏省医学会外科学分会胆道学组组长

│病人信息│

基本信息:男性,22 岁
病人主诉:右上腹痛伴进行性黄疸 3 个月
术前诊断:肝门部占位
既往病史:一般情况可,无肝炎病史,近期体重下降 15kg
肿瘤分期: Bismuth 分型:Ⅳ型;TNM 分期:T3N0M0

│影像学检查结果│

术前 CT:肝内胆管扩张
术前 MR:肝门部胆管占位

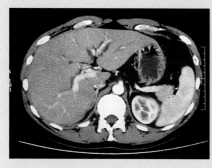 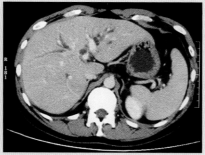

图 1　上腹部 CT

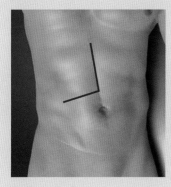

图 2　切口位置

| 手术概况 |

病人体位:平卧位

切口位置:反"L"形

切肝方法:钳夹法

切肝器械:电凝刀、超声刀

血流控制:肝门阻断法

｜视频 11 ｜
合并门静脉切除
重建的肝门部胆
管癌根治术

| 关键步骤 |

1. 肝门部解剖及肝门部淋巴结清扫;

2. 右半肝及全尾状叶切除;

3. 门静脉切除重建。

| 学习要点 |

1. 肝门部胆管癌的术前评估;

2. 肝门部胆管癌肝切除范围选择;

3. 全尾状叶切除的必要性,以及全尾状叶切除的技术要点;

4. 门静脉切除重建的技术要点。

12　腹腔镜前入路右半肝切除术

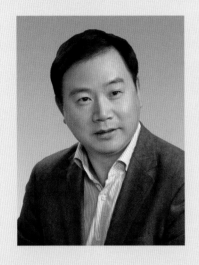

手术医生:陈亚进
术者单位:中山大学孙逸仙纪念医院

陈亚进
教授,主任医师,博士生导师
中山大学孙逸仙纪念医院南院区管委会主任
中山大学孙逸仙纪念医院肝胆外科主任
中华医学会外科分会胆道学组委员
中国医师协会胆道外科专业委员会常委
国际肝胆胰中国分会 ERAS 专业委员会主任委员
亚太肝脏外科发展委员会中国分会副主任委员
广东省医师协会肝胆分会主任委员

| 病人信息 |

基本信息:女性,44 岁
病人主诉:体检发现肝占位 3 周
术前诊断:原发性肝癌(5、8 段)
既往病史:否认既往肝炎病史
肿瘤分期:中国 2017 肝癌分期 ⅡA 期;BCLC B 期

| 影像学检查结果 |

术前 CT:右肝巨大肿物,位于 5、8 段

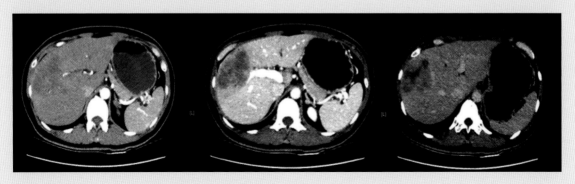

图1　术前 CT

┃肝脏三维体积测定┃

- 本例病人标准肝脏体积(SLV)1156ml
- 预留肝脏体积(FLV)520ml
- FLV/SLV=44.98%

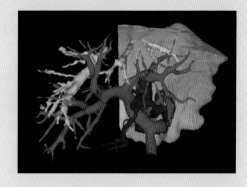

图 2　肝脏三维体积测定

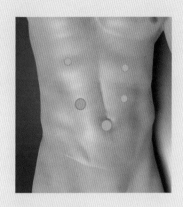

图 3　戳孔位置

┃手术概况┃

病人体位:仰卧分腿,头高脚低,右侧抬高 30°,右肘弯曲

戳孔位置:

- 观察孔(12mm)
- 主操作孔(12mm)
- 辅助操作孔(5mm)

断肝方法:解剖法

切肝器械:超声刀 + 双极电凝

血流控制:选择性血流阻断

┃视频 12 ┃
腹腔镜前入路
右半肝切除术

┃关键步骤┃

1. 游离下腔静脉旁间隙;
2. 沿下腔静脉右侧离断肝短静脉;
3. 选择性结扎阻断右半肝入肝血流;
4. 暴露离断肝中静脉 5 段的分支;
5. 在肝实质内进行右肝蒂的离断;
6. 暴露离断肝中静脉 8 段的分支;
7. 肝后下腔静脉前方肝实质的离断;
8. 离断肝右静脉主干;
9. 分离肝周韧带,取出标本。

┃学习要点┃

1. 规范全面的术前评估;
2. 合适的体位及 Trocar 放置;
3. 术中超声的应用:定位肝中静脉;
4. 安全有效的血流控制技术:半肝血流阻断 ± 低 CVP;
5. 合适的手术入路——前入路;
6. 优化的断肝技术——超声刀 + 单双极电凝;
7. 潜在间隙的把握,重要管道的离断方法;
8. 遵循无瘤原则(阻断血流,原位,标本袋);
9. 术后并发症及术后肝衰竭(POHF)评判及防治。

13 腹腔镜右半肝切除术

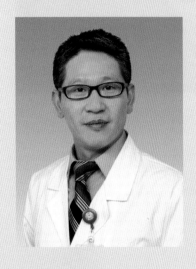

手术医生:虞洪
术者单位:浙江大学医学院附属邵逸夫医院

虞 洪
教授,主任医师
浙江大学医学院附属邵逸夫医院下沙院区副院长,普外科肝胆胰外科副
主任,重症胰腺炎诊治中心主任
中华医学会外科学分会青年委员会副主任委员
中华医学会外科学分会腔镜学组委员
中国肿瘤防治联盟浙江省联盟胆道专业委员会主任委员

| 病人信息 |

基本信息:男性,58 岁
病人主诉:右上腹疼 1 周余
术前诊断:右肝恶性肿瘤
既往病史:无特殊
肿瘤分期:cT2N0M0,Ⅱ期

| 影像学检查结果 |

术前 MR:右肝团影,考虑恶性肿瘤,肝右静脉内少许癌栓
AFP:207.06ng/ml

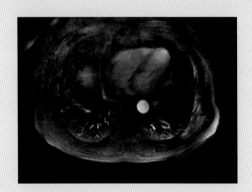

图 1　MR 影像

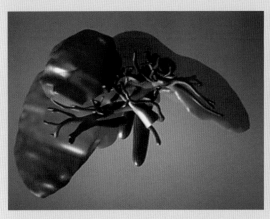
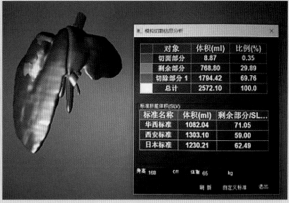

图2　三维重建体积计算:行右半肝切除剩余肝脏体积 62.5%,可耐受半肝切除

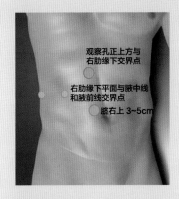

图3　戳孔位置

┃手术概况┃

病人体位:左侧 30° 卧位,头高 30°

戳孔位置:

⬤ 主操作孔(12mm)

⬤ 观察孔(10mm)

⬤ 助手操作孔(5mm)

断肝方法:超声刀离断

切肝器械:超声刀

血流控制:区域血流控制

┃视频 13┃
腹腔镜右半肝切除术

┃关键步骤┃

1. 区域血流阻断;
2. 肝周韧带游离;
3. 第二肝门、第三肝门解剖;
4. 肝脏实质离断。

┃学习要点┃

1. 采用区域血流阻断技术,代替全肝血流阻断技术,不影响保留侧肝脏血流,避免缺血再灌注损伤,不发生胃肠道淤血,阻断时间不受限制;
2. 规范的术前准备、术中定位以及手术步骤;
3. 采用超声刀断肝的技巧;
4. 使用直角处理肝内管道的处理技巧;
5. 采用 ERAS 流程的围术期管理。

14 腹腔镜解剖性右半肝切除术

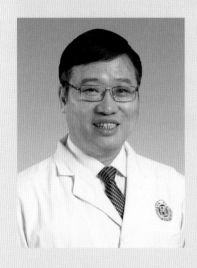

手术医生:尹新民　成伟　周磊
术者单位:湖南省人民医院

尹新民

教授,主任医师

湖南省人民医院肝胆胰微创外科主任

国际肝胆胰协会中国分会胆道结石外科专业委员会主任委员

亚太腹腔镜肝切除推广与发展专家委员会国际委员

中华医学会外科分会肝脏外科学组委员

中国腹腔镜肝切除技术发展与推广委员会副主任委员

中国抗癌协会胆道肿瘤微创及综合治疗分会副主任委员

中国医药教育协会肝胆胰外科专业委员会副主任委员

| 病人信息 |

基本信息:女性,68 岁

病人主诉:体检发现右肝占位性病变 6 天

术前诊断:1. 肝占位病变:HCC? 2. 结石性胆囊炎

既往病史:慢性乙型病毒性肝炎 20 余年

肿瘤分期:T3bN0M0

| 影像学检查结果 |

术前 CT:右肝占位,考虑肝癌可能,胆囊结石

术前 MR:右肝占位性病变,肝癌可能,胆囊多发结石,胆囊炎

肝脏总体积	预期剩余肝脏体积（FLV）	标准肝脏体积（SLV）	预期剩余肝脏体积百分比（FLV/SLV）
978ml	401.2ml	943.5ml	42.5%

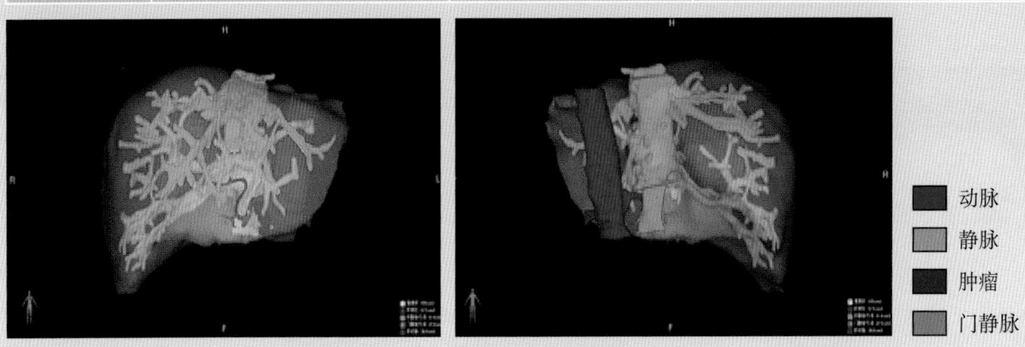

图1　三维重建结果

动脉
静脉
肿瘤
门静脉

| 手术概况 |

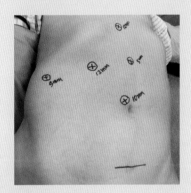

图2　戳孔位置

病人体位: 平卧分腿位

戳孔位置: 见图2

断肝方法: 腹腔镜解剖性右半肝切除术

切肝器械: 超声刀

血流控制: 选择性右半入肝血流阻断 + 间断
Pringle 阻断

视频14
| 视频 14 |
腹腔镜解剖性
右半肝切除术

| 关键步骤 |

1. 鞘内解剖法选择性阻断右半肝血流获得缺血线,
   预置 Pringle 带;
2. 解剖第二、三肝门,显露肝右静脉起始部,分离肝
   短静脉及肝右后区下静脉;
3. 术中 B 超定位肝中静脉,绘制肝脏预切线;
4. 循肝中静脉断肝,妥善处理肝中静脉 5、8 段属支;
5. 分别结扎、离断右肝管、门静脉右支及肝右动脉;
6. 最后离断肝右静脉。

| 学习要点 |

1. 鞘内解剖法:选择性右半入肝血流阻断,即阻断肝
   右动脉、门静脉右支;
2. 辅助间断 Pringle 阻断以减少断肝时出血;
3. 断肝时要求麻醉师将低 CVP 控制在 $0\sim3cmH_2O$;
4. 循肝中静脉平面断肝:"攀枝而上"沿主干寻找肝
   中静脉,全程显露肝中静脉,妥善处理其属支,以
   达到解剖性切除目的。

15 Belghiti 悬吊带腹腔镜前入路右半肝切除术

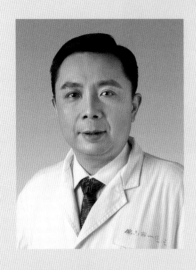

手术医生:陈焕伟
术者单位:佛山市第一人民医院

陈焕伟
主任医师
肝脏胰腺外科主任
广东省医学会肝胆胰外科学分会副主任委员
广东省抗癌协会肝癌专业委员会副主任委员

| 病人信息 |

基本信息:男性,43 岁,身高 162cm,体重 61kg,BMI:21

病人主诉:体检发现肝占位 1 月余

术前诊断:肝细胞性肝癌

既往病史:有乙肝病史 20 余年

肿瘤分期:T2N0M0

| 影像学检查结果 |

术前 CT:肝 S8 段可见一稍低密度肿块,大小约 4.7cm×4.0cm,诊断为肝细胞癌

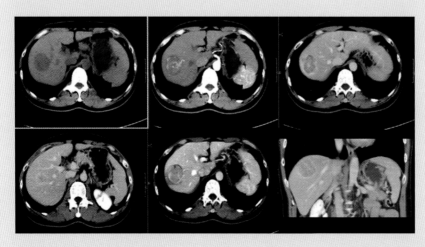

图 1　术前 CT

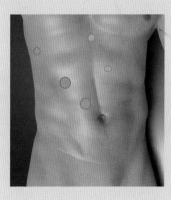

图 2　戳孔位置

｜手术概况｜

病人体位：平卧位

戳孔位置：
- 主操作孔（12mm）
- 观察孔（10mm）
- 助手操作孔（5mm）
- 助手操作孔（5mm）

断肝方法：前入路右半肝切除术

切肝器械：超声刀配合单双极电凝

血流控制：右半肝 Glisson 鞘外半肝血流阻断，必要时联合 Pringle 法

｜视频 15 ｜
Belghiti 悬吊带
腹腔镜前入路
右半肝切除术

｜关键步骤｜

1. 切除胆囊，下降肝门板，实现右肝蒂 Glisson 鞘外阻断；

2. 离断部分肝短静脉，置入 Belghiti 悬吊带；

3. 超声刀配合单极电凝离断肝实质，结扎肝 5，8 段肝中静脉属支，应用切割闭合器离断右肝蒂，在下腔静脉前方完全分开左右半肝；

4. 结扎右侧肝短静脉，应用切割闭合器离断肝右静脉主干；

5. 游离右侧肝周韧带，移除标本。

｜学习要点｜

1. 掌握腹腔镜肝门板下降技术，完成 Glisson 鞘外右肝蒂入肝血流阻断；

2. 掌握腹腔镜下 Belghiti 悬吊带置入方法；

3. 掌握术中超声技术；

4. 掌握超声刀联合单极电凝的断肝方法；

5. 掌握规范化、可控性的前入路右半肝切除的手术流程。

16 腹腔镜前入路右半肝切除术（Takasaki 入路）

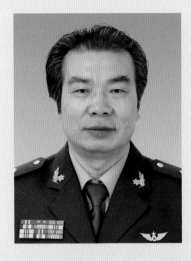

手术医生：郑树国　李建伟
术者单位：陆军军医大学第一附属医院（重庆西南医院）

郑树国
MD，PhD
教授，主任医师，博士研究生导师
国际外科、胃肠及肿瘤协会委员
中华外科学会胆道外科学组委员
中国研究型医院学会肝胆胰外科专委会副主任委员
中国医师协会机器人外科医师委员会常委
中国医师协会微创外科医师委员会委员

| 病人信息 |

基本信息：男性，49 岁，身高 160cm，体重 50kg
病人主诉：右上腹持续胀痛 1 周余，发现肝脏占位 4 天
术前诊断：（右肝）原发性肝癌
既往病史：慢性乙型病毒性肝炎 10 余年
肿瘤分期：BCLC　B 期

| 影像学检查结果 |

CT 检查：1. 右半肝巨大占位，考虑肝癌；2. 肝囊肿

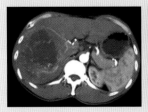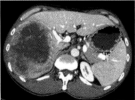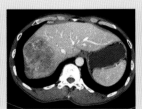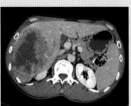

图 1　CT 检查

┃ 肝体积测算 ┃

肝脏总体积	预期剩余肝脏体积（FLV）	标准肝脏体积（SLV）	预期剩余肝脏体积百分比（FLV/SLV）
1592.66ml	391.43ml	1145.99ml	34%

ICG 15R：8.7%

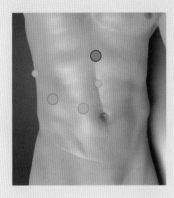

图 2　戳孔位置
各戳孔间距：8~10cm

┃ 手术概况 ┃

病人体位：仰卧分腿，头高脚低 10°~20°，右侧抬高 10°~30°

戳孔位置：

● 主操作孔（12mm）

● 观察孔（10mm）

● 助手操作孔（12mm）

● 副操作孔（5mm）

断肝方法：前入路、Glisson 蒂横断

切肝器械：超声刀、双极电凝

血流控制：间歇性全肝入肝血流阻断

┃ 视频 16 ┃
腹腔镜前入路
右半肝切除术
（Takasaki 入路）

┃ 关键步骤 ┃

1. 肝外解剖阻断右侧 Gliison 蒂，确定预切除线；
2. 结扎并离断肝短静脉；
3. 离断肝实质；
4. 离断肝右静脉；
5. 游离右肝。

┃ 学习要点 ┃

1. 解剖右侧 Glisson 蒂，找准鞘外间隙；
2. 前入路肝切除术，可避免游离肝脏对肿瘤的挤压和翻动；
3. 必要时行间歇性入肝血流阻断，减少术中失血；
4. 熟悉肝静脉系统解剖，避免损伤肝中静脉主干；
5. 游离肝脏时应小心细致，避免损伤下腔静脉、肝短静脉、右肾上腺。

17   全腹腔镜右半供肝切取术

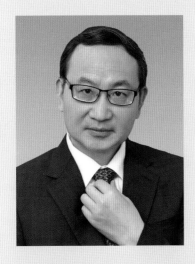

手术医生:曾勇 吴泓
术者单位:四川大学华西医院

曾 勇
MD,PhD,FRCS
教授,主任医师,博士生导师
四川大学华西临床医学院 / 华西医院副院长
中华医学会外科学分会肝脏外科学组委员
中国抗癌协会胆道肿瘤专业委员会副主任委员
中国研究型医院学会转化医学分会副会长
中华医学会四川省外科专业委员会主任委员
中国医师协会外科医师分会机器人外科医师委员会常务委员

| 供者信息 |

基本信息:女性,47 岁,身高 160cm,体重 48kg
既往病史:无特殊
体格检查:无特殊
术前诊断:活体肝移植供体

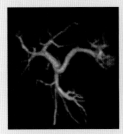
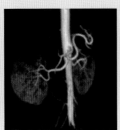
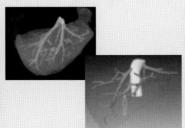
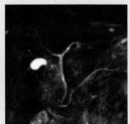

门静脉系统评估　　　肝动脉系统评估　　　　肝静脉系统评估　　　　胆道系统评估

图 1　影像学检查结果

肝脏总体积	右半肝体积	预期剩余肝脏体积	预期剩余肝脏体积百分比
1022ml	512ml（GRWR=0.98%）	511ml	49.9%

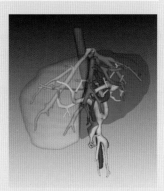

图2　三维重建结果

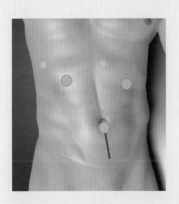

图3　戳孔 / 切口位置

┃ 手术概况 ┃

戳孔位置：

- 主操作孔（12mm）
- 观察孔（10mm）
- 助手操作孔（5mm）

断肝方法： 刮吸解剖法

切肝器械： 超声刀、CUSA、百克钳

血流控制： 不阻断入肝血流

┃ 视频 17 ┃
全腹腔镜右半供肝
切取术

┃ 关键步骤 ┃

1. 游离右半肝，处理第三肝门；
2. 解剖右肝动脉、门静脉右支；
3. 选择性右半入肝血流阻断、离断肝实质；
4. 取肝顺序：脐下正中切口、离断右肝管、离断右肝动脉、离断门静脉右支、离断右肝静脉；
5. 移出右半肝，供肝灌注。

┃ 学习要点 ┃

1. 不阻断入肝血流的精准肝切除术；
2. 肝静脉流出道的保护；
3. 关注供肝切取热缺血时间。

18 机器人辅助腹腔镜右半肝切除术

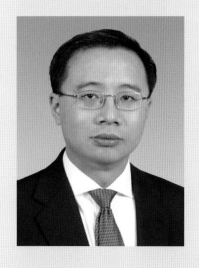

手术医生:赖俊雄
术者单位:中国香港东区尤德夫人那打素医院外科部

赖俊雄
MB ChB(CUHK),MRCS(Ed),FRACS,FCSHK,FHKAM(Surgery)
顾问医生
中国香港东区尤德夫人那打素医院外科部

| 病人信息 |

基本信息:男性,62 岁
术前诊断:肝段 5/8 肝癌(5.5cm)
甲胎蛋白水平:1166ng/ml
既往病史:乙型肝炎和丙型肝炎

| 影像学检查结果 |

术前 CT:肝段 5,8 肝癌(5.5cm)

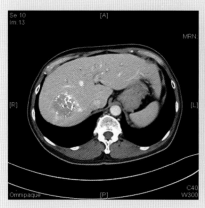
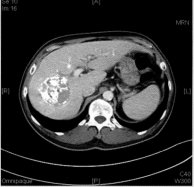

图 1 术前 CT

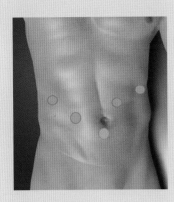

图2　戳孔位置

┃手术概况┃

病人体位:平卧位(右边向上,头朝上约 30°)

戳孔位置:

⬤ 操作孔(8mm)

⬤ 观察孔(12mm)

⬤ 助手操作孔(12mm)

切肝方法:超声刀,超声吸引刀

血流控制:半肝入血流阻断,或全肝入血流阻断

┃视频 18┃
机器人辅助腹腔镜
右半肝切除术

┃关键步骤┃

1. 离断肝右动脉;

2. 阻断门静脉右支;

3. 游离右半肝;

4. 切断肝实质;

5. 离断肝右静脉;

6. 止血。

┃学习要点┃

1. 手术的原则与开腹肝切除和肿瘤手术相同。

2. 机器人辅助腹腔镜肝切除的潜在优点

● 放大及三维立体成像;

● 灵活操作;

● 缩短学习时间;

● 克服用传统腹腔镜缝合出血点的困难;

● 进行复杂的肝门部的分离。

3. 一名能正确进行腹腔镜肝脏切除手术的医师,必须熟悉肝脏解剖,具有熟练的开腹肝切除手术技巧,经过正规的腹腔镜手术培训,以及应对可能出现各种紧急情况的丰富经验。

不同方法进行左半肝切除

19 左半肝切除术

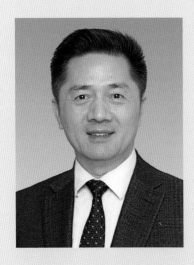

手术医生:樊嘉
术者单位:复旦大学附属中山医院

樊　嘉
医学博士,教授,FACS
中国科学院院士
复旦大学附属中山医院院长
上海市肝肿瘤临床医学中心主任,上海市肝病研究所所长,复旦大学肝癌研究所常务副所长
中华医学会常务理事,中华医学会肿瘤学分会前任主任委员
中国医师协会常务理事,中国医师协会外科医师分会肝脏外科医师委员会主任委员
中国抗癌协会常务理事,中国抗癌协会肝癌专业委员会名誉主任委员

| 病人信息 |

基本信息:男性,66 岁,无肝炎病史
病人主诉:直肠癌术后 14 个月余,随访发现肝占位
术前诊断:直肠 MT 肝转移
既往病史:2015 年 6 月 23 日行腔镜 Dixon 术,术后 XELOX 化疗
肿瘤分期:TNM 分期Ⅳ期

| 影像学检查结果 |

术前 MR:直肠 MT 术后,肝脏左内区转移,肝、左肾小囊肿,胆囊结石

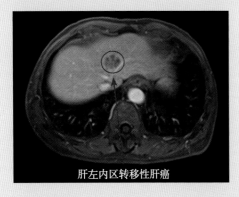

肝左内区转移性肝癌

图 1　影像学检查结果

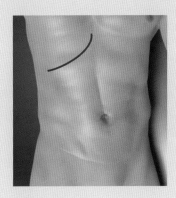

图2　切口位置

┃ 视频 19 ┃
左半肝切除术

┃ 手术概况 ┃

病人体位: 左侧 30° 卧位

切口位置: 右肋缘下切口

断肝方法: 超声刀断肝法

切肝器械: 超声刀

血流控制: Pringle 血流阻断

┃ 关键步骤 ┃

1. 肝周韧带游离;

2. 左侧肝门解剖;

3. 肝实质预切线标记;

4. 超声刀离断肝实质;

5. 左肝管处理;

6. 肝中静脉处理;

7. 肝左静脉处理。

┃ 学习要点 ┃

1. 第一肝门解剖:显露肝左动脉、门静脉左支并离断;

2. 超声刀技术离断肝实质;

3. 超声刀显露肝中静脉。

20 前入路左半肝切除术

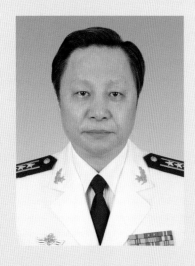

手术医生：沈锋
术者单位：海军军医大学东方肝胆外科医院

沈　锋
教授、主任医师、博士生导师
海军军医大学东方肝胆外科医院肝外四科主任
国际肝胆胰协会（IHPBA）理事
亚太肝胆胰协会（A-PHPBA）秘书长
中华医学会外科学分会肝脏外科学组副组长
中国抗癌协会肝癌专业委员会副主任委员
全军肝胆外科专业委员会主任委员

| 病人信息 |

基本信息： 男性，62 岁，身高 162cm，体重 73.5kg
病人主诉： 体检时发现左半肝占位性病变 5 天
术前诊断： 肝细胞癌
既往病史： 发现为乙型肝炎病毒携带者 30 余年，未行
　　　　　　抗病毒治疗
肿瘤分期： T1bN0M0（TNM IB）

| 术前血清学检查 |

AFP： 2.1μg/L
PIVKA： 73mAU/ml
　　　　HBsAg（+），HBeAb（+），HBcAb（+）
HBV-DNA： $3.87×10^4$IU/ml

| 影像学检查结果 |

超声检查： 左肝见 5.8cm×4.6cm 低回声区
增强 CT： 左肝占位性病变，约为 6.0cm×4.6cm，增强后病灶不均匀强化，考虑原发性肝癌
增强 MRI： 左肝见类圆形稍长 T2 信号影，约为 6.0cm×4.9cm，增强后门脉期和延迟期肿块轻度强化，考虑左
　　　　　　肝原发性肝癌

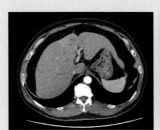
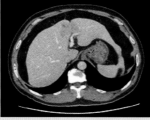
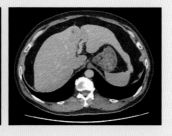

图 1　术前 CT

肝脏总体积	预期剩余肝脏体积（FLV）	标准肝脏体积（SLV）	预期剩余肝脏体积百分比（FLV/SLV）
1371.68ml	856.10ml	1429.58ml	59.88%

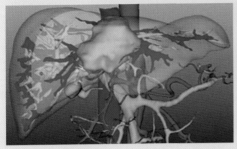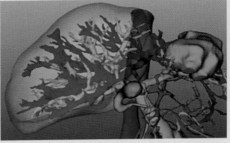

动脉
肝静脉
门静脉
肝脏占位

图 2　三维重建结果

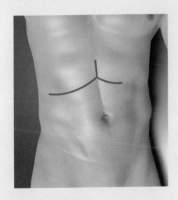

｜手术概况｜

病人体位：平卧位

切口位置：肋缘下弧形切口

断肝方法：超声刀肝实质切割血管闭合，钳夹断
肝血管结扎

切肝器械：超声刀

血流控制：Pringle 法

｜视频 20｜
前入路左半肝切除术

图 3　切口位置

｜关键步骤｜

1. 离断肝圆韧带及镰状韧带；
2. 切除胆囊；
3. 降低肝门板；
4. 离断肝左动脉、左肝管、门静脉左干；
5. Pringle 法阻断入肝血流；
6. 切断肝实质；
7. 离断肝左静脉；
8. 离断左冠状韧带及左三角韧带。

｜学习要点｜

1. 仅离断肝圆韧带及镰状韧带，不完全游离左半肝；
2. 先结扎离断肝左动脉和门静脉左干，行区域性入肝血流阻断，再作肝实质离断；
3. 左半肝完全离断后再处理左冠状韧带及左三角韧带。

21 Takasaki 入路左半肝切除术

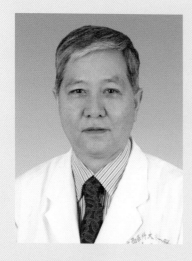

手术医生:彭民浩
术者单位:广西医科大学第一附属医院

彭民浩
MD,教授,主任医师,博士研究生导师
广西医科大学第一附属医院肝病肝移植研究所所长
广西首批"终身教授"

│ 病人信息 │

基本信息:女性,48 岁,身高 156cm,体重 52.5kg
病人主诉:CT 发现肝占位 8 日
术前诊断:肝左外区占位(HCC 可能性大)
既往病史:乙肝病史

│ 影像学检查结果 │

术前 CT:肝 2、3 段占位,巨块形肝癌可能性大
术前超声造影:肝 2、3 段占位,考虑 HCC

肝脏总体积	预期剩余肝脏体积(FLV)	标准肝脏体积(SLV)	预期剩余肝脏体积百分比(FLV/SLV)
1103.59ml	586.83ml	938.19ml	62.55%

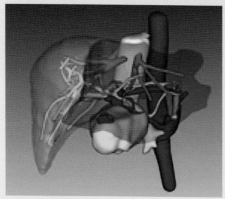
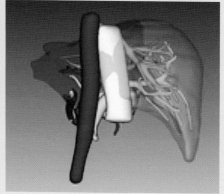

■ 肝动脉
■ 门静脉
■ 肝静脉

图 1 三维重建结果

┃手术概况┃

病人体位：平卧位

切口位置：腹部反"L"形切口

切肝方法：精细钳夹法

切肝器械：超声刀、电刀、滴水双极

血流控制：入肝血流控制，肝中静脉和肝左静脉共干阻断

┃视频 21┃
Takasaki 入路左半
肝切除术

┃关键步骤┃

1. 肝门处理，降低肝门板；
2. 左半肝蒂鞘外分离悬吊；
3. 离断左半肝蒂；
4. 离断肝实质；
5. 切断肝左静脉；
6. 游离左半肝肝周韧带。

┃学习要点┃

1. 在小网膜前方横断左肝蒂，避免损伤支配尾状叶的分支；
2. 离断左肝蒂或肝左静脉，可采用传统缝合关闭，或采用直线切割闭合器切断肝蒂；
3. 切肝前分离第二肝门，断肝过程中选择性肝静脉阻断。

22 腹腔镜左半肝切除术

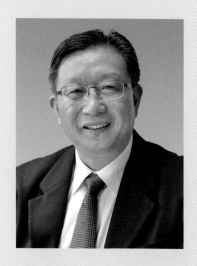

手术医生:蔡秀军
术者单位:浙江大学医学院附属邵逸夫医院

蔡秀军
MD,PhD,FACS,FRCS
教授,主任医师,博士生导师
浙江大学医学院附属邵逸夫医院院长
中华医学会外科学分会副主任委员
中国医师协会外科医师分会微创外科医师委员会主任委员
教育部"长江学者"特聘教授(2009—2012)

| 病人信息 |

基本信息:男性,27 岁,身高 170cm,体重 55kg
病人主诉:体检发现肝脏占位 1 周
术前诊断:左肝原发性肝癌
既往病史:无特殊
肿瘤分期:Ⅲ A 期,T3N0M0

| 影像学检查结果 |

术前 CT:肝左外区两处病灶,恶性肿瘤首先考虑,肝细胞肝癌可能性大
术前 MR:肝左外区两处病灶,肝细胞肝癌首先考虑

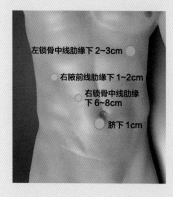

左锁骨中线肋缘下 2~3cm
右腋前线肋缘下 1~2cm
右锁骨中线肋缘下 6~8cm
脐下 1cm

图 1　戳孔位置

| 手术概况 |

病人体位:平卧位
戳孔位置:
● 主操作孔(12mm)
● 观察孔(10mm)
● 助手操作孔(5mm)
切肝方法:刮吸解剖法
切肝器械:腹腔镜多功能手术解剖器
血流控制:区域性入肝血流阻断

| 视频 22 |
腹腔镜左半肝切除术

┃关键步骤┃

1. 游离左半肝；
2. 离断肝左动脉；
3. 离断门静脉左支；
4. 离断肝实质；
5. 离断肝左静脉。

┃学习要点┃

1. 切肝前常规行区域性入肝血流阻断，切断/阻断肝左动脉、门静脉左支；
2. 门静脉左支的游离是术中解剖的难点，应争取充分显露后离断之，增加手术安全性；
3. 对肝静脉系统的解剖特征充分认识有助于减少术中出血，保持术野清晰，利于肝实质离断。

23 腹腔镜左半肝切除术：CUSA+ 超声刀

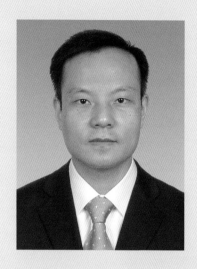

手术医生：王晓颖

术者单位：复旦大学附属中山医院

王晓颖

MD，PHD

教授，主任医师

复旦大学附属中山医院肝外科微创亚专科主任

临床机器人手术协会（CRSA）执行委员

国际腹腔镜肝脏学会（ILLS）创始委员

国际外科医生、胃肠病学家和肿瘤学家协会（IASGO）委员

亚太腹腔镜肝切除推广与发展专家委员会委员

中国医师协会医学机器人医师分会委员

┃病人信息┃

基本信息：女性，61 岁，身高 162cm，体重 65kg

病人主诉：体检发现肝占位 5 年，进行性增大

术前诊断：肝血管瘤

既往病史：否认肝炎史

┃影像学检查结果┃

术前 B 超：肝血管瘤，最大者 10.4cm×6.1cm；肝囊肿

术前 MR：肝内多发血管瘤，肝囊肿

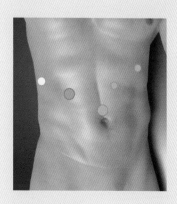

图 1　戳孔位置

┃手术概况┃

病人体位：平卧位

戳孔位置：

- 主操作孔（12mm）
- 观察孔（12mm）
- 副操作孔（5mm）
- 助手操作孔（5mm）

断肝方法：CUSA+ 超声刀

切肝器械：CUSA+ 超声刀

血流控制：半肝血流阻断

┃视频 23 ┃
腹腔镜下左半肝切
除术：CUSA+ 超声刀

┃ 关键步骤 ┃

1. 游离左半肝；

2. 离断肝左及肝中动脉；

3. 阻断门静脉左支；

4. 肝实质离断；

5. 肝中静脉显露；

6. 切断左侧肝蒂；

7. 切断肝左静脉。

┃ 学习要点 ┃

1. CUSA 设置：振幅 60%~80%，冲洗 4~6ml/min；

2. 肝包膜需用超声刀或其他能量器械切开；

3. 由肝实质浅层向深部逐步进行；

4. 刀头移动方向与管道方向平行；

5. 沿肝静脉分支找到主干，从根部向末梢方向解剖分支；

6. 显露的细小血管可配合使用超声刀或其他能量器械直接离断；

7. 胆管及较大管道可用钛夹、Hem-O-lok 或 Stapler 夹闭后离断。

24 腹腔镜左半肝切除术

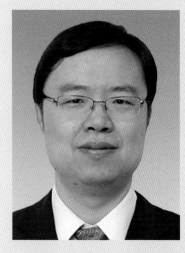

手术医生:张万广
术者单位:华中科技大学同济医学院附属同济医院

张万广
MD,PhD
副教授,主任医师,硕士生导师
亚太腹腔镜肝切除技术推广与发展专家委员会委员秘书
中华医学会外科学分会腹腔镜与内镜外科学组委员
中国研究型医院学会数字医学临床外科专业委员会常务委员
中国医师协会微无创协会肝胆外科专业委员会副主任委员
中国医药教育协会肝胆胰外科专业委员会常务委员

│ 病人信息 │

基本信息:男性,46 岁,身高 166cm,体重 59kg
病人主诉:发现肝脏占位 11 天
术前诊断:肝细胞癌
既往病史:无特殊
分期:T1N0M0

│ 影像学检查结果 │

术前 B 超:肝左外区下段实质性占位性病变(肝癌可能)
术前 MR:肝左外区占位,多考虑为肿瘤性病变;肝左内区另似见异常信号结节,PWI 显示不明显,不除外伪影可能
术前 CT:肝脏左外下段异常强化灶,考虑为肿瘤性病变,HCC 可能

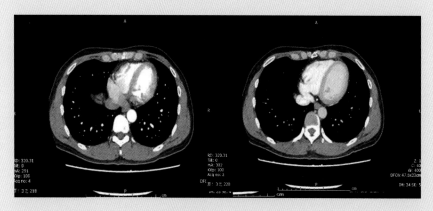

图 1 术前 CT

肝脏总体积	预期剩余肝脏体积（FLV）	标准肝脏体积（SLV）	预期剩余肝脏体积百分比（FLV/SLV）
1387.3ml	887.00ml	1142.84ml	77.6%

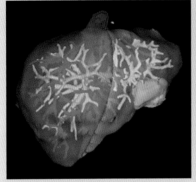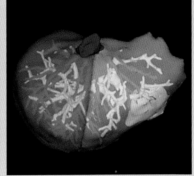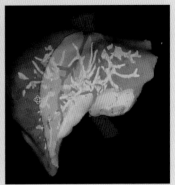

图 2　三维重建结果

■ 肝动脉
□ 门静脉
■ 肝静脉

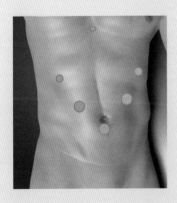

图 3　戳孔位置

┃手术概况┃

病人体位：平卧位

戳孔位置：

● 主操作孔（12.5mm）

● 观察孔（12mm）

● 助手操作孔（12.5mm）

● 陈氏入肝血流阻断用长弯钳置入点（3mm）

断肝方法：解剖法

切肝器械：超声刀

血流控制：陈氏入肝血流阻断

| 视频 24 |
腹腔镜左半肝切除术

┃关键步骤┃

1. 游离左半肝；

2. 左半肝陈氏入肝血流阻断；

3. 离断肝实质；

4. 处理左肝蒂和肝左静脉；

┃学习要点┃

1. 切肝前行区域性入肝血流阻断，使陈氏血流阻断简便、快捷；

2. 遇到肝中静脉终末端后，循着肝静脉行进，确保解剖性肝切除；

3. Endocutter 离断肝蒂及肝静脉主干安全，可靠。

25　腹腔镜左半肝切除术

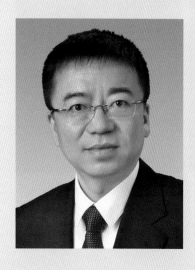

手术医生:刘连新
术者单位:中国科学技术大学附属第一医院

刘连新

MD,PhD,教授,主任医师,博士生导师

中国科学技术大学生命科学和医学部副部长,附属第一医院党委副书记、副院长

哈尔滨医科大学附属第一医院教授

中华医学会外科学分会委员、实验外科学组副组长

中国医师协会外科医师分会委员、肝脏外科医师专业委员会副主任委员

教育部"长江学者"特聘教授(2009—2012)

国家"万人计划"科技创新领军人才入选者

科技部中青年科技创新领军人才

| 病人信息 |

基本信息: 女性,60 岁,身高 165cm,体重 60kg

病人主诉: 上腹部不适 10 余年

术前诊断: 左肝胆管结石,胆总管结石

既往病史: 无

| 影像学检查结果 |

术前 CT: 左右肝管、肝总管、胆总管扩张;

左侧肝胆管结石;

胆总管下段结石。

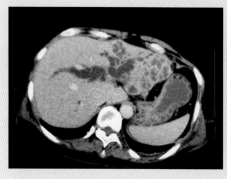
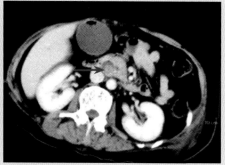

图 1　术前 CT 影像

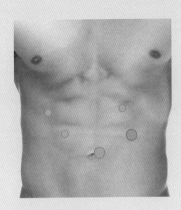

图 2 戳孔位置

｜手术概况｜

病人体位：平卧位

戳孔位置：

● 主操作孔（12mm）

● 观察孔（10mm）

● 辅助操作孔（5mm）

断肝方法：传统法

切肝器械：超声刀 + 百克钳

血流控制：全肝入肝血流阻断

｜视频 25 ｜
腹腔镜左半肝切除术

｜关键步骤｜

1. 游离左半肝；

2. 离断肝左动脉；

3. 切断肝实质；

4. 利用左肝管胆道镜取石；

5. 离断左肝蒂；

6. 离断肝左静脉。

｜学习要点｜

1. 切肝前常规行全肝入肝血流阻断；

2. 危险区域肝脏游离推荐应用电钩，如遇较大出血可先用钛夹控制出血，再缝合止血；

3. 肝实质离断时尽量尝试显露肝静脉。

26 头端入路腹腔镜解剖性左半肝切除术

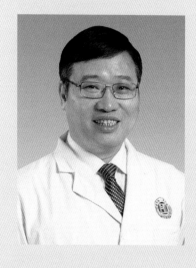

手术医生:尹新民　成伟　刘胜
术者单位:湖南省人民医院

尹新民
教授,主任医师
湖南省人民医院肝胆胰微创外科主任
国际肝胆胰协会中国分会胆道结石外科专业委员会主任委员
亚太腹腔镜肝切除推广与发展专家委员会国际委员
中华医学会外科分会肝脏外科学组委员
中国腹腔镜肝切除技术发展与推广委员会副主任委员
中国抗癌协会胆道肿瘤微创及综合治疗分会副主任委员
中国医药教育协会肝胆胰外科专业委员会副主任委员

| 病人信息 |

基本信息:女性,48 岁
病人主诉:体检发现肝胆管结石 10 天
术前诊断:1. 左肝结石;2. 肝左外区萎缩纤维化
既往病史:儿时有胆道蛔虫史
肿瘤分期:无

| 影像学检查结果 |

术前 CT:左肝萎缩,肝内胆管结石并轻度扩张,性质待查
术前 MRCP:左肝萎缩,左肝内胆管扩张,左肝内胆管结石

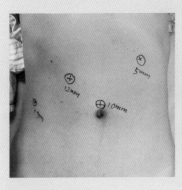

图 1 戳孔位置

┃手术概况┃

病人体位:平卧位

戳孔位置:见图 1

断肝方法:循肝中静脉,两步分层法,经头端入路解剖性左半肝切除

切肝器械:超声刀

血流控制: Pringle 阻断

┃视频 26 ┃
头端入路腹腔镜解剖
性左半肝切除术

┃关键步骤┃

1. 游离左半肝。

2. 鞘内解剖法选择性左半肝入肝血流阻断获得半肝切除线。
   再加间断 Pringle 阻断(15min+5min)。

3. 头端入路:从头端第二肝门开始循肝中静脉主干解剖分离肝中静脉左侧的属支,"顺藤摸瓜削枝节"处理。

┃学习要点┃

1. 选择性左半肝入肝血流阻断,获得缺血线;

2. 再间断 Pringle 阻断,以进一步减少断肝时出血;

3. 头端入路:从头端第二肝门开始循肝中静脉解剖分离肝中静脉左侧的属支处理("顺藤摸瓜去枝节")。

27 腹腔镜前入路左半肝切除术

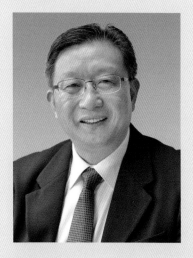

手术医生：蔡秀军
术者单位：浙江大学医学院附属邵逸夫医院

蔡秀军
MD，PhD，FACS，FRCS
教授，主任医师，博士生导师
浙江大学医学院附属邵逸夫医院院长
中华医学会外科学分会副主任委员
中国医师协会外科医师分会微创外科医师委员会主任委员
教育部"长江学者"特聘教授（2009—2012）

| 病人信息 |

基本信息：女性，61 岁，身高 160cm，体重 50kg
病人主诉：发现左肝肿物半年
术前诊断：肝血管瘤
既往病史：无

| 影像学检查结果 |

术前增强 CT：肝内多发占位，肝血管瘤考虑
术前增强 MR：肝内多发血管瘤，较大位于左肝

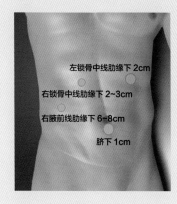

左锁骨中线肋缘下 2cm
右锁骨中线肋缘下 2~3cm
右腋前线肋缘下 6~8cm
脐下 1cm

图 1 戳孔位置

| 手术概况 |

病人体位：平卧位
戳孔位置：
⬤ 主操作孔（12mm）
⬤ 观察孔（10mm）
⬤ 助手操作孔（5mm）
断肝方法：刮吸解剖法
切肝器械：腹腔镜多功能手术解剖器
血流控制：无

| 视频 27 |
腹腔镜前入路
左半肝切除术

┃ 关键步骤 ┃

1. Glisson 鞘内解剖、显露左侧门脉三联；
2. 建立肝后隧道；
3. 离断肝左动脉、门静脉左支；
4. 游离并离断肝实质。

┃ 学习要点 ┃

1. 左侧 Glisson 鞘内解剖、离断左侧门脉三联部分；
2. 辅助部分或全部建立肝后隧道；
3. 暴露下腔静脉，处理左侧肝短静脉及肝左静脉，刮吸法切除左肝。

28 左肝蒂横断式腹腔镜前入路左半肝切除术

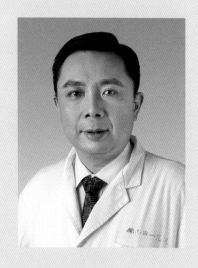

手术医生：陈焕伟
术者单位：佛山市第一人民医院

陈焕伟
主任医师
佛山市第一人民医院肝脏胰腺外科主任
广东省医学会肝胆胰外科学分会副主任委员
广东省抗癌协会肝癌专业委员会副主任委员

| 病人信息 |

基本信息：男性，70 岁，身高 171cm，体重 66kg，
　　　　　　BMI：20
病人主诉：体检发现肝占位 1 周余
术前诊断：肝细胞性肝癌
既往病史：慢性乙肝病史 30 余年
肿瘤分期：无

| 术前化验及影像学检查结果 |

化验检查：肝功能 Child-Pugh：A 级，AFP：39μg/L
肝储备功能检查：ICG-R15：3.5%
术前 MR 检查：左肝见结节状异常信号影，大小约
　　　　　　　　3.6cm×3.0cm，考虑为肝细胞癌

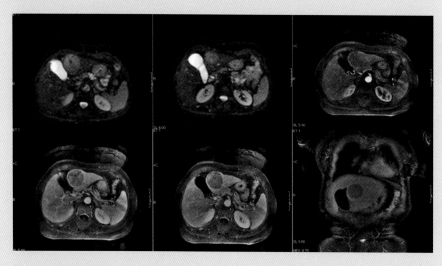

图 1　术前 MR 检查

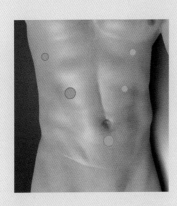

图 2　戳孔位置

┃ 手术概况 ┃

病人体位：平卧位

戳孔位置：

- ⬤ 主操作孔(12mm)
- ◯ 观察孔(10mm)
- ◯ 助手操作孔(5mm)
- ⬤ 助手操作孔(5mm)

切肝方法：预先 Glisson 鞘外分离左肝蒂,切割闭
合器离断左肝蒂,超声刀沿缺血带离断
肝实质

切肝器械：超声刀配合单双极电凝

血流控制：左半肝 Glisson 鞘外横断,左半肝入肝
血流阻断,必要时联合 Pringle 法

┃ 视频 28 ┃
左肝蒂横断式腹腔镜
前入路左半切除术

┃ 关键步骤 ┃

1. 切除胆囊,下降左侧肝门板,预先肝内 Glisson 鞘
外横断左肝蒂;

2. 沿左半肝缺血带标记切缘,超声刀联合单极电凝
寻找肝中静脉途径离断肝实质,结扎 S4 段肝静
脉属支;

3. 应用切割闭合器离断肝左静脉主干;

4. 游离左肝周韧带,移除标本。

┃ 学习要点 ┃

1. 掌握腹腔镜下左侧肝蒂肝内 Glisson 鞘外分离
技术;

2. 应用腔镜切割闭合器离断左肝蒂的方法;

3. 掌握术中超声技术;

4. 掌握超声刀联合单极电凝沿肝中静脉行径离断肝
实质的方法;

5. 掌握规范化、可控性的原位左半肝切除的手术
流程。

29 尾端入路两步分层法腹腔镜解剖性左半肝切除术

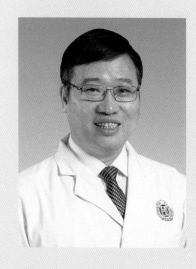

手术医生：尹新民
术者单位：湖南省人民医院

尹新民

教授，主任医师

湖南省人民医院肝胆胰微创外科主任

国际肝胆胰协会中国分会胆道结石外科专业委员会主任委员

亚太腹腔镜肝切除推广与发展专家委员会国际委员

中华医学会外科分会肝脏外科学组委员

中国腹腔镜肝切除技术发展与推广委员会副主任委员

中国抗癌协会胆道肿瘤微创及综合治疗分会副主任委员

中国医药教育协会肝胆胰外科专业委员会副主任委员

| 病人信息 |

基本信息：男性，39 岁；

病人主诉：体检发现肝占位 7 天；

术前诊断：1. 左肝原发性肝癌（cT2N0M0，Ⅱ 期）

2. 慢性乙型病毒性肝炎

3. 胆囊结石

既往病史：慢性乙型病毒性肝炎 20 余年，未服用抗病毒药物

| 影像学检查结果 |

术前 CT：肝左内区与肝左外区交界处肝细胞癌，门静脉矢状部受累及，胆囊结石

术前 MRI：肝左内区与肝左外区交界处肝细胞癌，胆囊结石

术前 AFP：719.27ng/ml，ICG R15min：3.6%

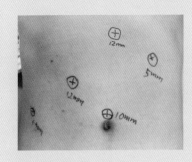

图1　戳孔/切口位置

┃ 手术概括 ┃

患者体位:仰卧分腿位

切口/戳孔位置:五孔法

切肝方法:循肝中静脉-尾端入路
　　　　　腹腔镜解剖性左半肝切除术

切肝器械:超声刀、Ligasure、PVS 闭合器

血流控制:选择性半肝血流阻断+Pringle 阻断法

┃视频 29┃
尾端入路两步分层法
腹腔镜解剖性
左半肝切除术

┃ 关键步骤 ┃

1. 选择性区域性左半肝血流阻断,辅以 Pringle 阻断;

2. 游离左半肝;

3. 循肝中静脉平面,应用"两步分层法断肝技术流程"断肝;

4. 肝断面止血,腹腔引流。

┃ 学习要点 ┃

1. 解剖第一肝门,解剖分离肝左动脉、门静脉左支,分别结扎或夹闭后离断之,左半肝区出现缺血线,以确定切除边界。

2. 应用作者 2009 年提出的"两步分层法肝切除技术流程",循肝中静脉-尾端入路联合运用超声刀和 PVS 血管闭合器断肝:
   第一步　超声刀从尾端至头端分次薄层切开左肝蒂-肝左静脉平面以上肝实质;
   第二步　PVS 闭合器序贯式闭合切割左肝蒂、肝左静脉。

3. 妥善应急处理肝中静脉出血。

4. 正确使用 PVS 血管闭合器。

30 腹腔镜左半供肝切取术

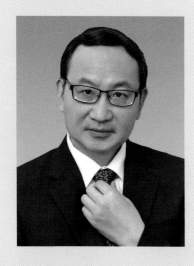

手术医生:曾勇　吴泓
术者单位:四川大学华西医院

曾　勇

MD,PhD,FRCS

教授,主任医师,博士生导师

四川大学华西临床医学院 / 华西医院副院长

中华医学会外科学分会肝脏外科学组委员

中国抗癌协会胆道肿瘤专业委员会副主任委员

中国研究型医院学会转化医学分会副会长

中华医学会四川省外科专业委员会主任委员

中国医师协会外科医师分会机器人外科医师委员会常务委员

| 供者信息 |

基本信息:男性,32 岁,身高 166cm,体重 62kg

既往病史:无特殊

体格检查:无特殊

术前诊断:活体肝移植供体

| 影像学检查结果 |

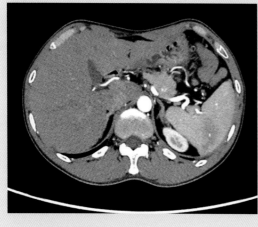 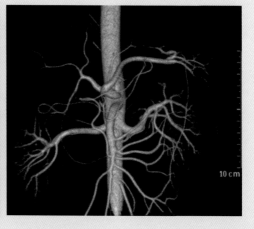

图 1　肝动脉系统评估

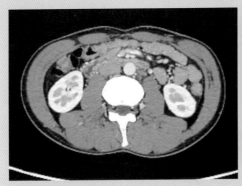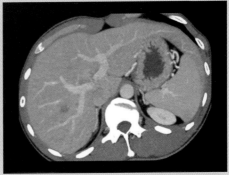

图 2 门静脉系统评估

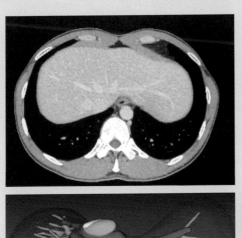
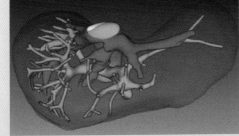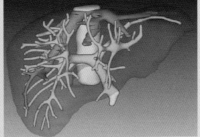

图 3 肝静脉系统评估

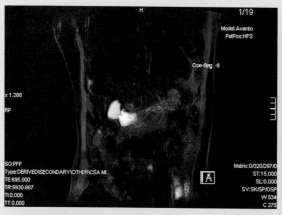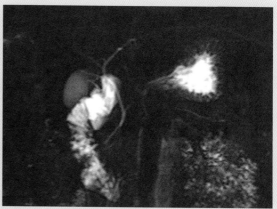

图4 胆道系统评估

肝脏总体积	左半肝体积	预期剩余肝脏体积	预期剩余肝脏体积百分比
1372ml	401ml（GRWR=2.06%）	971ml	70.8%

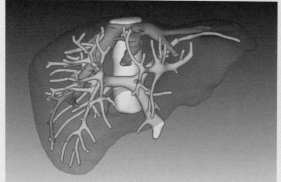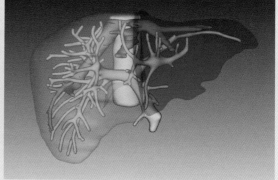

图5 三维重建结果

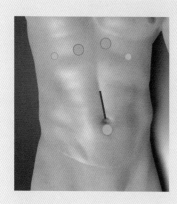

图6 戳孔/切口位置

手术概况

戳孔位置：

● 主操作孔（12mm）

● 观察孔（10mm）

● 助手操作孔（5mm）

切肝方法：刮吸解剖法

切肝器械：超声刀、CUSA

血流控制：不阻断入肝血流

| 视频30 |
腹腔镜左半供肝
切取术

| 关键步骤 |

1. 游离左半肝、剥离胆囊；
2. 经胆囊管术中胆道造影；
3. 解剖肝左动脉、门静脉左支；
4. 离断肝实质；
5. 顺序离断肝左动脉、门静脉左支、肝左静脉；
6. 移出左半肝，供肝灌注。

| 学习要点 |

1. 不阻断入肝血流的供肝切除是保证供肝质量的关键；预置入肝血流阻断带以防术中意外；
2. 降低肝门板可逐步分离、显露肝门管道分支；
3. 术中胆道造影可更准确地评估胆道系统有无变异。

31 机器人左半肝切除术

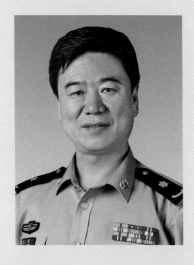

手术医生：刘荣
术者单位：中国人民解放军总医院

刘　荣
教授，主任医师，博士生导师
全军肝胆外科研究所所长
中国人民解放军总医院肝胆外二科科室主任
中华医学会外科分会委员
中国医师协会外科分会常委
中国医学装备协会智能装备技术分会主任委员
亚太腹腔镜肝切除推广与发展专家委员会副主任委员
中华腹腔镜外科杂志（电子版）总编辑

｜病人信息｜

基本信息： 女性，53 岁，身高 165cm，体重 74kg
病人主诉： 左肝占位 9 年余
既往病史： 30 年前行剖宫产术
术前诊断： 肝囊性占位：囊腺瘤？囊腺癌？
肿瘤分期： T1N0M0

｜影像学检查结果｜

术前 CT： 左肝囊性占位，囊肿或囊腺瘤可能
术前 MR： 左肝内多囊性结节，考虑为囊腺瘤，不除外癌变可能

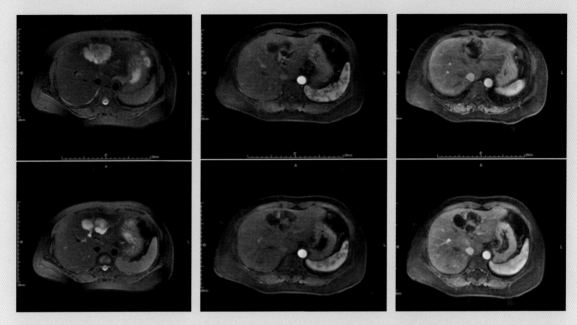

图 1　术前 MR

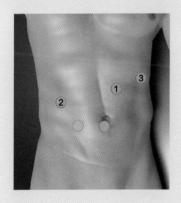

图 2　戳孔位置

▎手术概况▎

病人体位：头高脚低位

戳孔位置：

- ⬤ 操作臂（8mm）
- ⬤ 观察孔（12mm）
- ⬤ 助手孔（12mm）

2 号穿刺孔采用 12mm，Trocar in trocar 技术。

断肝方法：超声刀断肝法

切肝器械：机器人手术常规器械及百克钳

血流控制：解剖性肝切除 + 全肝血流阻断

▎视频 31▎
机器人左半肝切除术

▎关键步骤▎

1. 游离左半肝；
2. 分离结扎肝左动脉；
3. 分离结扎门静脉左支；
4. 离断肝实质；
5. 切割闭合器离断左半肝肝蒂；
6. 切割闭合器离断肝左静脉；
7. 取出标本，放置引流管。

▎学习要点▎

1. 切肝前常规行第一肝门解剖，选择性结扎及离断肝左动脉及门静脉；
2. 适当游离第二肝门，不建议刻意解剖肝左静脉；
3. 门静脉可以不予提前离断，仅仅提前结扎；
4. 沿缺血线离断肝实质；
5. 切割闭合器分别离断左半肝肝蒂及肝左静脉。

32　机器人头侧入路左半肝切除术

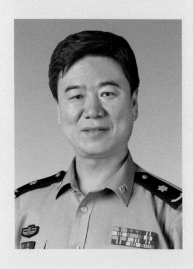

手术医生:刘荣
术者单位:中国人民解放军总医院

刘　荣
教授,主任医师,博士生导师
全军肝胆外科研究所所长
中国人民解放军总医院肝胆外二科科室主任
中华医学会外科分会委员
中国医师协会外科分会常委
中国医学装备协会智能装备技术分会主任委员
亚太腹腔镜肝切除推广与发展专家委员会副主任委员
中华腹腔镜外科杂志(电子版)总编辑

| 病人信息 |

基本信息:女性,66 岁,身高 162cm,体重 40kg
病人主诉:体检发现左肝、胰腺占位 2 周余
术前诊断:左肝占位:囊腺肿瘤?
既往病史:25 年前左侧足背腱鞘巨细胞瘤切除术,术后恢复良好
肿瘤分期:T2N0M0

| 影像学检查结果 |

术前 CT:左肝囊性占位,囊肿或囊腺瘤可能
术前 MR:左肝内多囊性结果,考虑为囊腺瘤,不除外癌变可能

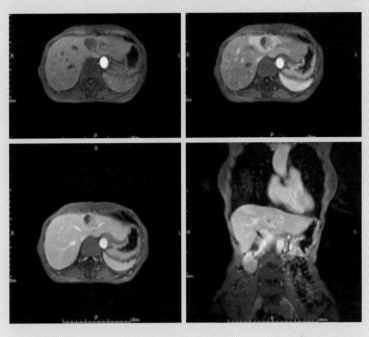

图1　术前MR

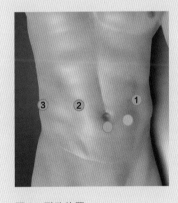

图2　戳孔位置

┃ 手术概况 ┃

病人体位: 头高脚低位

戳孔位置:

● 操作臂(8mm)

● 观察孔(12mm)

● 助手孔(12mm)

断肝方法: 超声刀断肝法

切肝器械: 机器人手术常规器械及百克钳

血流控制: 解剖性肝切除 + 区域性肝血流阻断

┃ 视频32 ┃
机器人头侧入路
左半肝切除术

┃ 关键步骤 ┃

1. 游离左半肝;

2. 分离结扎肝左动脉;

3. 结扎门静脉左支;

4. 荧光显影,辅助显示肝实质切线;

5. 从头侧超声刀离断肝实质,需全程显露肝中静脉;

6. 肝断面止血处理;

7. 取出标本,放置引流管。

┃ 学习要点 ┃

1. 切肝前常规行肝门解剖,选择性结扎、离断肝左动脉及门静脉;

2. 游离第二肝门,解剖切断肝左静脉,从头侧离断肝实质;

3. 门静脉可以不予提前离断,仅仅提前预先结扎;

4. 解剖肝左静脉,离断肝左静脉,沿肝中静脉走行,离断肝实质。

肝区切除

33 两步分层法 - 腹腔镜解剖性肝左外区切除术

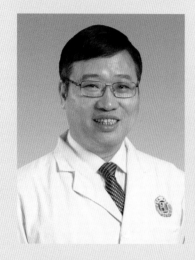

手术医生：尹新民
术者单位：湖南省人民医院

尹新民
教授，主任医师
湖南省人民医院肝胆胰微创外科主任
国际肝胆胰协会中国分会胆道结石外科专业委员会主任委员
亚太腹腔镜肝切除推广与发展专家委员会国际委员
中华医学会外科分会肝脏外科学组委员
中国腹腔镜肝切除技术发展与推广委员会副主任委员
中国抗癌协会胆道肿瘤微创及综合治疗分会副主任委员
中国医药教育协会肝胆胰外科专业委员会副主任委员

| 病人信息 |

基本信息： 女性，48 岁
病人主诉： 反复右上腹痛 5 年，再发加重 8 天
术前诊断： 1. 肝胆管结石伴胆管炎；2. 结石性胆囊炎
既往病史： 无特殊

| 影像学检查结果 |

术前 CT： 肝左外区萎缩，肝左外区内胆管扩张，胆管炎，局部结石，胆囊结石伴胆囊炎
术前 MRI+MRCP： 肝左外区萎缩，肝左外区内胆管扩张，肝左外区内胆管结石，胆囊结石伴胆囊炎

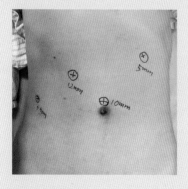

图 1 戳孔位置

| 手术概况 |

病人体位： 平卧位
戳孔位置： 如图 1
断肝方法： 循区间界面使用两步分层法进行
　　　　　　腹腔镜解剖性肝左外区切除术
切肝器械： 超声刀和 Liagsure
血流控制： 选择性阻断肝左外区动脉

| 视频 33 |
两步分层法 - 腹腔镜
解剖性肝左外区
切除术

| 关键步骤 |

1. 游离肝左外区。
2. 解剖分离肝左外区动脉,夹闭或结扎之。
3. 应用"两步分层法断肝技术流程"断肝:
   第 1 步:循肝左内 / 外区界面(叶间裂静脉),使用超声刀等薄化肝实质,深度直达至肝蒂 - 肝左静脉平面;
   第 2 步:使用吻合器序贯式闭合切割离断肝蒂、肝左静脉及后方肝组织。

| 学习要点 |

1. 解剖肝左外区动脉,选择性阻断,肝左外区表现缺血。
2. 解剖第二肝门,显露肝左静脉,确定切除边界。
3. 应用作者 2009 年自创的"两步分层法肝切除技术流程",肝左外区与内区界面(叶间裂静脉)联合运用超声刀等和 endocutter 吻合器断肝:
   第 1 步:超声刀从脚至头端分次薄层切开左肝蒂至肝左静脉平面以上肝实质。
   第 2 步:吻合器(endocutter)序贯式闭合切割肝蒂、肝静脉及后方肝组织。
   此法可以用于规则性和解剖性肝切除中的左肝和右肝切除。

34　机器人肝 2、3 段切除术

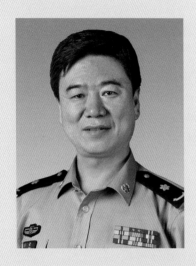

手术医生：刘荣
术者单位：中国人民解放军总医院

刘　荣
教授，主任医师，博士生导师
全军肝胆外科研究所所长
中国人民解放军总医院肝胆外二科科室主任
中华医学会外科分会委员
中国医师协会外科分会常委
中国医学装备协会智能装备技术分会主任委员
亚太腹腔镜肝切除推广与发展专家委员会副主任委员
中华腹腔镜外科杂志（电子版）总编辑

｜病人信息｜

基本信息：女性，65 岁，身高 160cm，体重 58kg
病人主诉：体检发现肝脏占位 1 月余
术前诊断：肝左外区占位：原发性肝癌、丙型病毒性肝炎
既往病史：丙型病毒性肝炎 26 年，高血压病 2 年
肿瘤分期：T1N0M0

｜影像学检查结果｜

术前 MR 检查：肝左外区富含脂质多血供结节，考虑恶性，肝细胞癌可能性大；肝硬化，脾大；肝内多发囊肿
术前 PET-CT：1. 肝左外区混杂密度肿块，代谢增高，结合病史考虑 HCC 可能性大；2. 肝左外区囊肿，脾大；
　　　　　　　3. 右侧胸膜局部略增厚

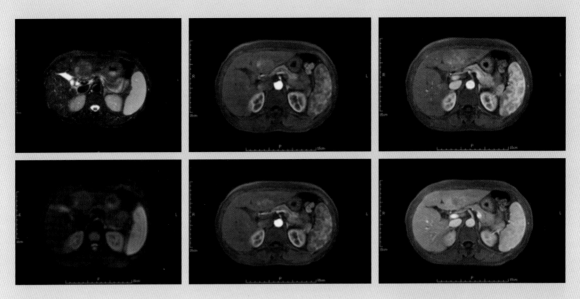

图 1　术前 MR

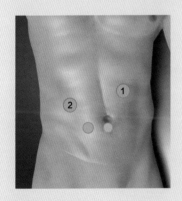

图 2　戳孔位置

┃手术概况┃

病人体位:头高脚底位

戳孔位置:

● 操作臂（8mm）

● 观察孔（12mm）

● 助手孔（12mm）

1 号穿刺孔为 8mm，2 号穿刺孔为 12mm，采用 Trocar in Trocar 技术。

断肝方法:超声刀断肝法

切肝器械:机器人手术常规器械及百克钳

血流控制:解剖性肝切除

┃视频 34 ┃
机器人肝 2、3 段
切除术

┃关键步骤┃

1. 游离肝左外区;

2. 超声刀切开肝实质，显露肝左外区肝蒂;

3. 切割闭合器离断肝左外区肝蒂;

4. 切割闭合器离断肝左静脉;

5. 取出标本，放置引流管。

┃学习要点┃

1. 机器人臂穿刺孔位置很关键;

2. 采用两个操作臂时，2 号手臂要用 12mm 穿刺器，采用穿刺器套穿刺器方法;

3. 肝左外区切除，仍要充分游离，特别是靠近第二肝门，显露肝左静脉。

35 解剖性右前区切除术(肝5、8段切除)

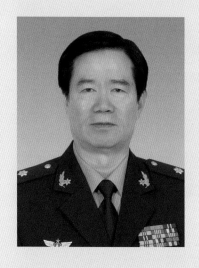

手术医生:窦科峰
术者单位:空军军医大学附属西京医院

窦科峰
教授、主任医师、博士生导师
中华医学会外科学分会副主任委员
中国研究型医院学会普通外科学专业委员会主任委员
中国医师协会器官移植医师分会副会长
中华医学会器官移植学分会常委
全军普通外科委员会主任委员

| 病人信息 |

基本信息:男性,65岁,体重64kg
病人主诉:发现肝占位10天
既往病史:发现乙肝20余年,未予以治疗
术前诊断:1. 原发性肝癌;
          2. 乙肝后肝硬化;
          3. 慢性乙型病毒性肝炎
肿瘤分期:BCLC分期　B期

| 影像学检查结果 |

术前CT提示:右肝可见约8.5cm大小软组织影,呈快进快出表现,可见肝右动脉供血

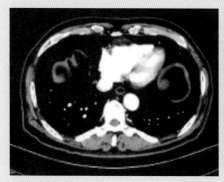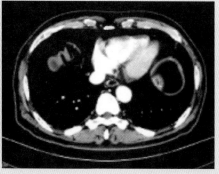

图1　术前CT

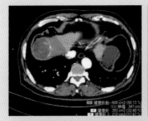
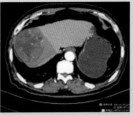
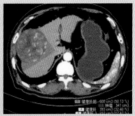

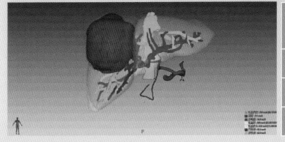

图 2　三维重建结果

切除肝脏（包括肿瘤）	608ml
剩余肝脏	605ml
残肝比	49.87%
残肝体重比	0.95%

项目	测定值	正常参考值	项目	测定值	正常参考值
ICG15min 滞留率	1.2%	<10%	脉搏	78 次 / 分	60~100 次 / 分
ICG 血浆清除率	0.297/min	0.158~0.232/min	血氧饱和度	90%	94%~100%
半衰期	2.3min	2.997~4.387/min	运氧量	2089ml/min	
有效肝脏血流量	3.148L/min		平均循环时间	36.7s	

图 3　肝脏储备功能检测

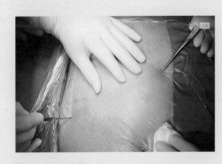

图 4　切口位置

┃手术概况┃

病人体位：仰卧位

切口位置：右侧肋缘下斜切口

断肝方法：解剖性右前区切除（肝 5，8 段切除）

切肝器械：电刀 / 超声刀 / 蚊式钳 / 双极

血流控制：区域入肝血流阻断

┃ 视频 35 ┃
解剖性右前区切除术
（肝 5、8 段切除）

┃关键步骤┃

1. 解剖第一肝门，肝 5 段及肝 8 段亚甲蓝染色，结扎并离断胆管右前支；门静脉右前支，区域性阻断入肝血流；

2. 解剖第二肝门、腔静脉窝；

3. 确定切除线，多器械联合离断肝脏实质；

4. 离断所遇分支胆管、门静脉分支及肝静脉分支。

┃学习要点┃

1. 脾脏的保护，肝脏冠状韧带、三角韧带、肝肾韧带、肝结肠韧带、肝胃韧带及腔静脉的游离；

2. 解剖第一肝门，充分显露肝左动脉、肝中动脉、肝右动脉、左右肝管、门静脉左支、门静脉右前支、门静脉右后支；

3. 沿切除线多器械（电刀、蚊式钳、超声刀、双极）结合离断肝实质；

4. 所遇管道（肝静脉分支、门静脉分支、分支胆管及小动脉）的离断及处理；

5. 肝断面的处理。

36　腹腔镜肝右前区（肝 5、8 段）切除术

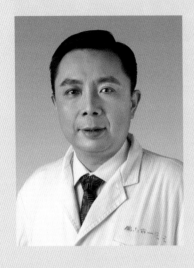

手术医生：陈焕伟
术者单位：佛山市第一人民医院

陈焕伟
主任医师
肝脏胰腺外科主任
广东省医学会肝胆胰外科学分会副主任委员
广东省抗癌协会肝癌专业委员会副主任委员

| 病人信息 |

基本信息： 男性，59 岁，身高 165cm，体重 67.7kg，BMI：24.7
病人主诉： 上腹胀痛伴消瘦 6 个月
术前诊断： 原发性肝癌
既往病史： 高血压病
肿瘤分期： T1N0M0　I 期

| 影像学检查结果 |

术前 MR： 肝 8 段肝细胞癌，肿瘤大小：3cm×3cm×3.1cm

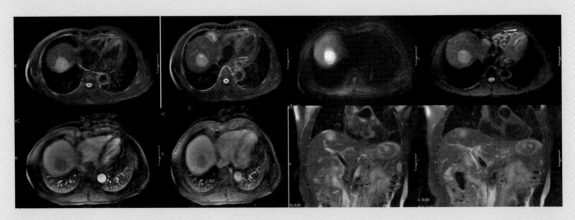

图 1　术前 MR

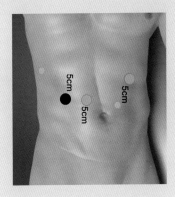

图 2 戳孔位置

┃手术概况┃

病人体位: 大字位

戳孔位置:

● 主操作孔(12mm)

● 镜孔(10mm)

● 助手操作孔(5mm)

● 助手操作孔(10mm)

断肝方法: 前入路

切肝器械: 超声刀、单极电凝、切割闭合器

血流控制: 下降肝门板、Glisson 鞘外阻断右前区肝蒂

┃ 视频 36 ┃
腹腔镜肝右前区
(肝 5、8 段)切除术

┃关键步骤┃

1. 下降右侧肝门板、Glisson 鞘外分离右前区肝蒂;

2. 右前肝蒂阻断、标志右前肝区缺血线;

3. 右半肝血流阻断;

4. 序贯前入路法离断右前肝区左右肝实质;

5. Endocutter 离断右前肝蒂。

┃学习要点┃

1. 掌握腹腔镜下降肝门板技术;

2. 掌握 Glisson 鞘外方法解剖右前肝蒂;

3. 预先控制右前肝蒂,按实际缺血带离断肝实质;

4. 掌握肝实质的离断方法及术中出血的控制;

5. Endocutter 离断右前肝蒂。

37 机器人肝 5、8 段切除术

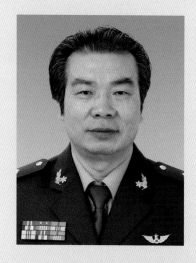

手术医生:郑树国 王小军
术者单位:陆军军医大学第一附属医院(重庆西南医院)

郑树国
MD,PhD
教授,主任医师,博士研究生导师
国际外科、胃肠及肿瘤协会委员
中华外科学会胆道外科学组委员
中国研究型医院学会肝胆胰外科专委会副主任委员
中国医师协会机器人外科医师委员会常委
中国医师协会微创外科医师委员会委员

| 病人信息 |

基本信息: 男性,59 岁,162cm,52kg
病人主诉: 体检发现右肝占位 1 周
术前诊断: 右肝原发性肝癌
既往病史: 慢性乙型病毒性肝炎
肿瘤分期: BCLC A 期

| 影像学检查结果 |

术前 CT 检查: 1. 右肝占位,考虑肿瘤,HCC 可能;2. 肝囊肿;3. 双肾囊肿;4. 腹膜后淋巴结稍大

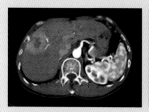 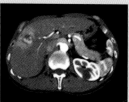 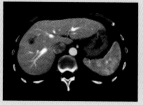 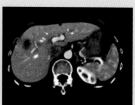

图 1 CT 检查

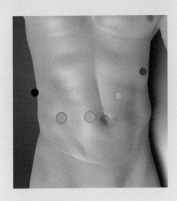

图2 戳孔位置
各戳孔间距:8~10cm

| 手术概况 |

病人体位:仰卧分腿,头高脚低 10°~20°,右侧抬高 10°~20°

戳孔位置:

- ⬤ 助手孔(12mm)
- ⬤ 观察孔(12mm)
- ● 机械臂 1(8mm)
- ● 机械臂 2(8mm)
- ● 机械臂 3(8mm)

断肝方法:常规

切肝器械:超声刀、双极电凝

血流控制:间歇性全肝入肝血流阻断

| 视频 37 |
机器人肝 5、8 段
切除术

| 关键步骤 |

1. 游离并切除胆囊;
2. 解剖右前区肝蒂并预阻断,沿缺血线标记预切除平面;
3. 循肝中静脉离断肝脏实质至肝中静脉根部;
4. 解剖并离断右前区肝蒂;
5. 头侧足侧联合入路离断右侧断面肝实质,断面显露肝右静脉和肝中静脉。

| 学习要点 |

1. 正确的体位和操作孔布局,防止器械相互干扰;
2. 熟悉肝静脉系统解剖,避免损伤肝中静脉、肝右静脉主干;
3. 控制性低中心静脉压,必要时间歇性阻断第一肝门血流,可减少术中失血,保证术野清晰;
4. 机器人下缝合止血方便。

38　机器人肝 5、8 段切除术

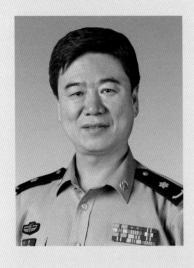

手术医生:刘荣
术者单位:中国人民解放军总医院

刘　荣

教授,主任医师,博士生导师

全军肝胆外科研究所所长

中国人民解放军总医院肝胆外二科　科室主任

中华医学会外科分会委员

中国医师协会外科分会常委

中国医学装备协会智能装备技术分会主任委员

亚太腹腔镜肝切除推广与发展专家委员会副主任委员

中华腹腔镜外科杂志(电子版)总编辑

| 病人信息 |

基本信息:男性,68 岁,身高 170cm,体重 77kg

病人主诉:体检发现肝脏占位 1 个月

术前诊断:肝右前区占位:原发性肝癌、慢性乙型病毒性肝炎

既往病史:高血压病史 12 年,慢性支气管炎 15 年

肿瘤分期:T1N0M0

| 影像学检查结果 |

肝脏 CT 平扫 + 强化:
右肝有一混杂密度影结节,异常高代谢,考虑肝细胞癌
超声造影:
右肝有一高回声肿块,超声造影考虑肝癌

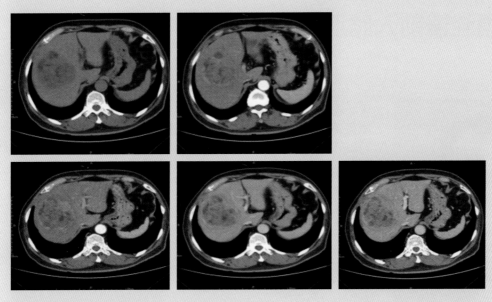

图 1　肝脏 CT 平扫 + 强化

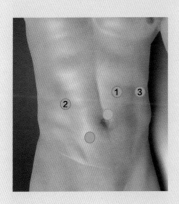

图 2　戳孔位置

| 手术概况 |

病人体位: 头高脚低位

戳孔位置:

- ⬤ 操作臂(8mm)
- ⬤ 观察孔(12mm)
- ⬤ 助手孔(12mm)

断肝方法: 超声刀断肝法

切肝器械: 机器人手术常规器械及百克钳

血流控制: 解剖性肝切除 + 全肝血流阻断

| 视频 38 |
机器人肝 5、8 段
切除术

| 关键步骤 |

1. 游离肝周韧带;
2. 切除胆囊,显露右侧肝门,解剖肝右前动脉及门静脉右前支;
3. 沿肝脏缺血线,设定切除线;
4. 离断肝实质;
5. 离断肝中静脉 8 段支。

| 学习要点 |

1. 肝周韧带适当游离,不做过多游离;
2. 切除胆囊,显露肝右动脉及门静脉;
3. 解剖肝右前动脉及门静脉右前支,分别结扎。
4. 沿肝缺血线进行肝实质离断,并结合机器人下荧光显影技术。

39 腹腔镜前入路肝右后区切除术

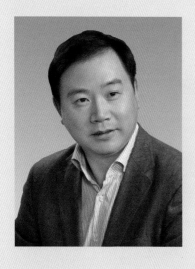

手术医生：陈亚进
术者单位：中山大学孙逸仙纪念医院

陈亚进
教授，主任医师，博士生导师
中山大学孙逸仙纪念医院南院区管委会主任
中山大学孙逸仙纪念医院肝胆外科主任
中华医学会外科分会胆道学组委员
中国医师协会胆道外科专业委员会常委
国际肝胆胰中国分会 ERAS 专业委员会主任委员
亚太肝脏外科发展委员会中国分会副主任委员
广东省医师协会肝胆分会主任委员

| 病人信息 |

基本信息： 男性，70 岁，身高 165cm，体重 67kg

病人主诉： 反复上腹部疼痛半年余

术前诊断： 1. 原发性肝癌（肝 6,7 段，块状型）
            2. 慢性乙型病毒性肝炎
            3. 肝硬化（代偿期）

既往病史： 否认既往肝炎病史

肿瘤分期： 中国 2017 肝癌分期 ⅡA 期；BCLC B 期

| 影像学检查结果 |

术前 CT： 肝 6 段占位性病变，约 78mm×67mm×60mm（前后径 x 上下径 x 左后径），合并肝 6,7 段三个类圆形结节，较大者直径约 33mm，考虑原发性肝癌并周围多发子灶形成。CTA 示病灶由肝右动脉分支供血。下腔静脉明显受压变窄。肝硬化

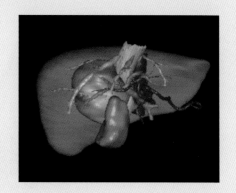

图 1 三维重建

| 三维重建 |

     标准肝体积 1226ml，切除右后区后残肝体积 737ml，残肝体积比值：60%

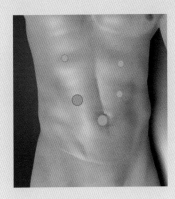

图 2　戳孔位置

| 手术概况 |

病人体位:仰卧分腿,头高脚低,右侧抬高 30°,右肘弯曲

戳孔位置:

- ● 观察孔(12mm)
- ● 主操作孔(12mm)
- ● 辅助操作孔(5mm)

断肝方法:解剖法

切肝器械:超声刀 + 双极电凝

血流控制:选择性血流阻断

| 视频 39 |
腹腔镜前入路肝右
后区切除术

| 关键步骤 |

1. 游离肝肾韧带及下腔静脉旁间隙;
2. 劈开 Rouviere 沟,解剖、离断右后区 Glisson 鞘;
3. 沿缺血线向肝右静脉根部方向劈开肝实质;
4. 分离下腔静脉旁间隙,直至肝右静脉后方;
5. 离断肝右静脉;
6. 游离右侧肝周韧带。

| 学习要点 |

1. 规范全面的术前评估;
2. 合适的体位及 Trocar 放置;
3. 安全有效的血流控制技术;选择性血流阻断 ± 低
   中心静脉压;
4. 合适的手术入路:前入路;
5. 优化的断肝技术:超声刀 + 单双极电凝;
6. 潜在间隙的把握,重要管道的离断方法;
7. 遵循无瘤原则(阻断血流,原位,标本袋);
8. 术后并发症及术后肝衰竭(PHLF)评判及防治。

40   腹腔镜肝右后区切除术

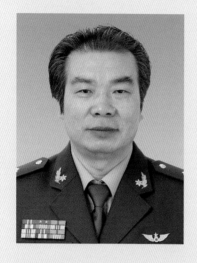

手术医生:郑树国　李建伟
术者单位:陆军军医大学第一附属医院(重庆西南医院)

郑树国
MD,PhD
教授,主任医师,博士研究生导师
国际外科、胃肠及肿瘤协会委员
中华外科学会胆道外科学组委员
中国研究型医院学会肝胆胰外科专委会副主任委员
中国医师协会机器人外科医师委员会常委
中国医师协会微创外科医师委员会委员

| 病人信息 |

基本信息:男性,65 岁,身高 175cm,体重 82kg
病人主诉:体检发现肝脏占位 5 天
术前诊断:(右肝)原发性肝癌
既往病史:无慢性乙型病毒性肝炎病史
肿瘤分期:BCLC A 期

| 影像学检查结果 |

CT 检查:1. 肝右后区占位,考虑癌;2. 腹主动脉管壁钙化

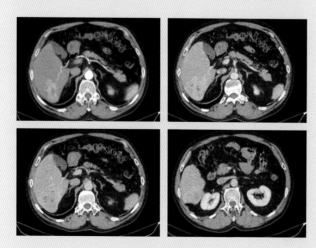

图 1　CT 检查

MR 检查： 1. 肝 6、7 段占位，考虑肿瘤：HCC；
2. 轻度脂肪肝

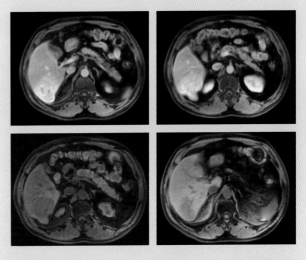

图 2　MR 检查

肝脏体积测算：

肝脏总体积	预期剩余肝脏体积（FLV）	标准肝脏体积（SLV）	预期剩余肝脏体积百分比（FLV/SLV）
1235.48ml	765.52ml	1472.16ml	52%

ICG RIS： 5.6%

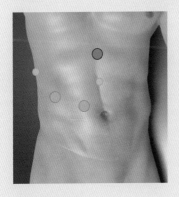

图 3　戳孔位置
各戳孔间距：8~10cm

| 手术概况 |

病人体位： 仰卧分腿，头高脚低 10°~20°，右侧抬高 10°~30°

戳孔位置：

- ● 主操作孔（12mm）
- ● 观察孔（10mm）
- ● 助手操作孔（12mm）
- ● 副操作孔（5mm）

断肝方法： 传统

切肝器械： 超声刀、双极电凝

血流控制： 间歇性全肝入肝血流阻断

视频40

| 视频 40 |
腹腔镜肝右后区
切除术

| 关键步骤 |

1. 游离右肝，充分显露手术野；
2. 解剖第二肝门，保护肝右静脉；
3. 解剖右后区肝蒂并阻断，按缺血线确定预切除线；
4. 离断肝实质；
5. 断面全程显露肝右静脉。

| 学习要点 |

1. 充分游离右肝，暴露手术野；
2. 结合阻断右后区肝蒂后的缺血线、术中超声提示的肝右静脉走行及下腔静脉确定肝实质离断平面；
3. 熟悉肝静脉系统解剖，避免损伤肝右静脉主干；
4. 右后区 Glisson 蒂变异较多，解剖困难，防止副损伤。

41 机器人肝 6、7 段切除术

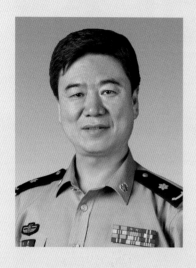

手术医生：刘荣
术者单位：中国人民解放军总医院

刘 荣
教授，主任医师，博士生导师
全军肝胆外科研究所所长
中国人民解放军总医院肝胆外二科科室主任
中华医学会外科分会委员
中国医师协会外科分会常委
中国医学装备协会智能装备技术分会主任委员
亚太腹腔镜肝切除推广与发展专家委员会副主任委员
中华腹腔镜外科杂志（电子版）总编辑

| 病人信息 |

基本信息：女性，80 岁，身高 161cm，体重 65kg
病人主诉：体检提示右肝实性占位 2 个月余
术前诊断：肝右后区占位，局部放疗后
既往病史：乙肝感染史 40 余年，10 余年前有脑血栓发病，
　　　　　　50 年前行阑尾切除术，53 年前行输卵管结扎术
肿瘤分期：T1N0M0

| 影像学检查结果 |

术前 MR：右肝可见一实性占位，考虑为肿瘤

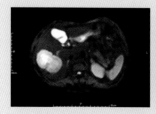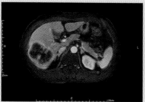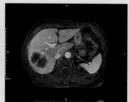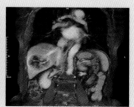

图 1 术前 MR

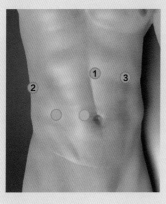

图 2　戳孔位置

| 手术概况 |

病人体位：头高脚低，右侧抬高 45° 体位

戳孔位置：

- ● 操作臂（8mm）
- ● 观察孔（12mm）
- ● 助手孔（12mm）

断肝方法：超声刀断肝法

切肝器械：机器人手术常规器械及百克钳

血流控制：解剖性肝切除 + 区域性肝血流阻断

| 视频 41 |
机器人肝 6、7 段切除术

| 关键步骤 |

1. 游离右半肝，离断肝周韧带；

2. 解剖右后肝门，结扎及离断肝右后动脉，结扎门静脉右后支；

3. 显露第二肝门，可选择性预先阻断肝右静脉；

4. 荧光显影，辅助肝右后区切除线；

5. 超声刀切开肝实质；

6. 肝断面止血处理。

| 学习要点 |

1. 摆放合适体位，建立机器人各穿刺孔是手术关键；

2. 解剖第一肝门，游离肝右后动脉及门静脉；

3. 结扎及离断肝右后动脉；

4. 荧光显影肝右后区切除线；

5. 全程显露肝右静脉；

6. 充分游离右半肝。

42　Takasaki 入路中肝切除术

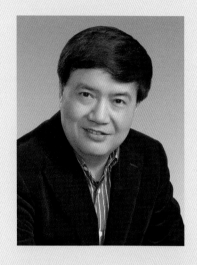

手术医生:别平
术者单位:陆军军医大学第一附属医院(重庆西南医院)

别　平

MD,PhD

教授,主任医师,博士研究生导师

陆军军医大学第一附属医院肝胆外科主任,全军肝胆外科研究所所长

中华医学会外科学分会委员

中国医师协会外科医师分会委员

中国抗癌协会肝癌专业委员会常委

中国抗癌协会胆道肿瘤专业委员会副主任委员

全军肝胆外科专业委员会副主任委员

┃病人信息┃

基本信息:男性,47 岁

病人主诉:发现肝占位 2 个月

术前诊断:原发性肝癌伴胆总管癌栓形成

相关检验:甲胎蛋白:405ng/ml;乙肝:HBsAg(+)、HBcAg(+);肝功能分级:Child B

┃影像学检查结果┃

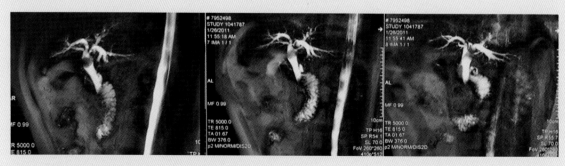

图 1　胆道轻度扩张,胆总管类圆形充盈缺损,考虑胆道癌栓

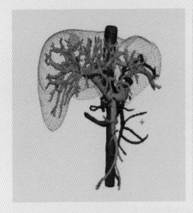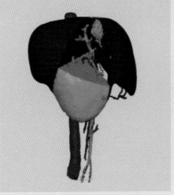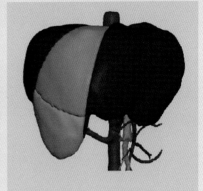

图 2　三维成像提示肿瘤主要位于 S8，虚拟分割可显示切除范围和断面解剖

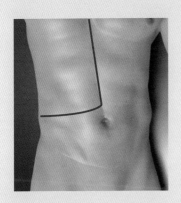

图 3　切口位置

| 手术概况 |

病人体位: 平卧位

切口位置: 右侧反"L"形切口

断肝方法: 肝中区（S5+S8）切除 + 胆总管
探查术 + 癌栓取出

切肝器械: 电刀 +CUSA

血流控制: 区域性血流阻断

| 视频 42 |
Takasaki 入路
中肝切除术

| 关键步骤 |

1. 解剖第一肝门，游离右肝；

2. 切除胆囊，打开胆总管，取尽癌栓；

3. 降低肝门板，Glisson 蒂鞘外解剖右前、右后、左
肝蒂并分别悬吊；

4. 阻断右前肝蒂，根据缺血范围标记预切线；

5. 阻断左肝蒂，离断左侧断面肝实质，显露肝中静脉；

6. 阻断右后肝蒂，离断右侧断面肝实质，显露肝右静脉；

7. 离断右前肝蒂，检查胆道。

| 学习要点 |

1. Glisson 蒂鞘外解剖方便易行，在一些手术中操
作便捷，适用于肝脏的区域性阻断，可节省切肝
时间；

2. 降低肝门板，鞘外分离是关键；

3. 离断肝实质的过程中可以区域阻断，降低全肝阻
断带来的风险；

4. 根据 Glisson 蒂鞘外阻断的范围切肝，更符合解
剖和生理。

43 腹腔镜肝中区切除术

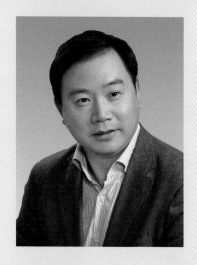

手术医生：陈亚进
术者单位：中山大学孙逸仙纪念医院

陈亚进
教授，主任医师，博士生导师
中山大学孙逸仙纪念医院南院区管委会主任
中山大学孙逸仙纪念医院肝胆外科主任
中华医学会外科分会胆道学组委员
中国医师协会胆道外科专业委员会常委
国际肝胆胰中国分会 ERAS 专业委员会主任委员
亚太肝脏外科发展委员会中国分会副主任委员
广东省医师协会肝胆分会主任委员

| 病人信息 |

基本信息：男性，64 岁，因"体检发现肝占位 3 天"入院

查　　体：神清，精神可，皮肤巩膜无黄染，腹软，全腹无压痛、反跳痛，肝脾肋下未触及肿大，肠鸣音正常

化验检查：血细胞分析、凝血常规、生化 A、性病三项正常；乙型肝炎病毒表面抗原：阴性，乙型肝炎病毒表面抗体：阳性，乙型肝炎病毒 e 抗体：阳性，乙型肝炎病毒核心抗体：阳性

肿瘤指标：消化道肿瘤血清学指标均正常

术前诊断：肝占位：原发性肝癌？

肿瘤分期：T2N0M0 Ⅱ期

| 影像学检查结果 |

术前 CT：左半肝 4 段病灶，直径约 64cm，考虑原发性肝癌

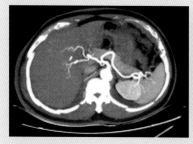
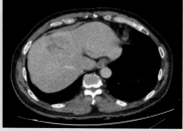
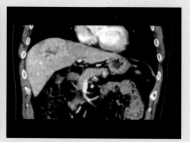

图 1　术前 CT

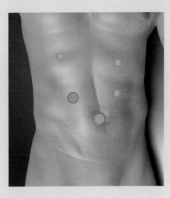

图2　戳孔位置

| 手术概况 |

病人体位：仰卧分腿

戳孔位置：

- ● 观察孔（12mm）
- ● 主操作孔（12mm）
- ● 辅助操作孔（5mm）

断肝方法：解剖法

切肝器械：超声刀

血流控制：第一肝门预制阻断带（未行血流阻断）

| 视频 43 |
腹腔镜肝中区切除术

| 关键步骤 |

1. 术中超声确定肝右静脉及肝中静脉走行；

2. 寻找离断左内区肝蒂；

3. 寻找肝中静脉；

4. 寻找离断右前区肝蒂；

5. 离断肝中静脉。

| 学习要点 |

1. 断肝前预制肝门阻断带，防止术中出血；

2. 熟悉肝中区切除两个肝断面的处理次序；

3. 注意剩余肝段出入管道的处理与保护；

4. 术中 B 超的运用；

5. 合适的体位及 Trocar 放置；

6. 术中低 CVP 技术 + 选择性血流控制；

7. 断肝与止血装置：超声刀与双击电凝（百克钳）的运用。

44 机器人肝 4、5、8 段切除术

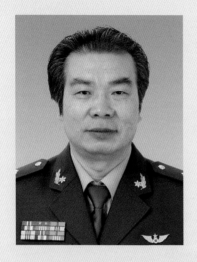

手术医生：郑树国　王小军
术者单位：陆军军医大学第一附属医院（重庆西南医院）

郑树国
MD，PhD
教授，主任医师，博士研究生导师
国际外科、胃肠及肿瘤协会委员
中华外科学会胆道外科学组委员
中国研究型医院学会肝胆胰外科专委会副主任委员
中国医师协会机器人外科医师委员会常委
中国医师协会微创外科医师委员会委员

| 病人信息 |

基本信息： 男性，42 岁，168cm，51.5kg
病人主诉： 体检发现肝占位及甲胎蛋白升高半月余
术前诊断： 原发性肝癌
既往病史： 慢性乙型病毒性肝炎
肿瘤分期： BCLC A

| 影像学检查结果 |

术前 CT 检查： 1. 右肺上叶异常密度，考虑结核感染，请结合相关检查；2. 右侧胸膜增厚；3. 肝顶部占位，考虑肝癌；4. 胆囊炎，胆汁淤积

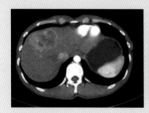 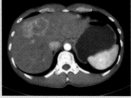 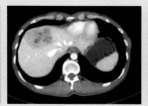 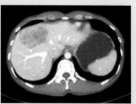

图 1　CT 检查

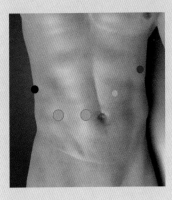

图 2 戳孔位置
各戳孔间距:8~10cm

| 手术概况 |

病人体位:仰卧分腿,头高脚低 10°~20°,右侧抬高 10°~20°

戳孔位置:

○ 助手孔(12mm)

○ 观察孔(12mm)

○ 机械臂 1(8mm)

● 机械臂 2(8mm)

● 机械臂 3(8mm)

断肝方法:常规

切肝器械:超声刀、双极电凝

血流控制:间歇性全肝入肝血流阻断

| 视频 44 |
机器人肝 4、5、8 段
切除术

| 关键步骤 |

1. 游离并切除胆囊,降低肝门板;

2. 解剖第二肝门,显露下腔静脉窝;

3. 沿镰状韧带右侧缘离断肝实质,解剖并离断 4 段
肝蒂,显露肝中静脉;

4. 解剖肝右前区肝蒂并预阻断,沿缺血线标记右侧
断肝平面;

5. 离断肝中静脉及肝右前区肝蒂,头侧足侧联合入
路离断右侧断面肝实质,断面显露肝右静脉。

| 学习要点 |

1. 正确的体位和操作孔布局,防止器械相互干扰;

2. 熟悉肝静脉系统解剖,避免损伤肝右静脉主干;

3. 控制性低中心静脉压,必要时间歇性阻断第一肝
门血流,可减少术中失血,保证术野清晰;

4. 机器人下缝合止血方便。

肝尾叶切除 +/- 合并部分肝切除

45 中央入路尾状叶切除术

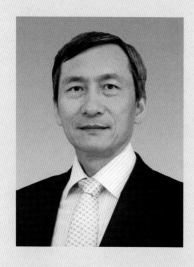

手术医生:周伟平
术者单位:海军军医大学东方肝胆外科医院

周伟平
教授,主任医师,博士生导师
中国腹腔镜肝切除发展与推广专家委员会副主任委员
中国医师协会肝脏外科专业委员会常务委员
中国医师协会 MDT 专业委员会委员
全军普外科专业委员会常务委员
中国医药生物技术协会生物样本库分会常务委员

| 病人信息 |

基本信息:女性,36 岁
病人主诉:体检 B 超发现尾状叶占位 1 年
术前诊断:肝局灶结节性增生(尾状叶),HBsAg(−)
既往病史:既往无特殊慢性病史

| 影像学检查结果 |

术前 MR:肝尾状叶占位大小约 5.0cm×4.6cm,动脉期可见病灶明显强化,门脉期及延迟期呈稍高信号
心电图、胸片、肺功能均正常

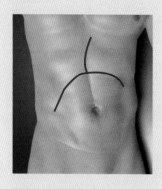

图 1 切口位置

| 手术概况 |

病人体位:平卧位,右侧抬高
切口位置:如图 1
断肝方法:超声刀离断
切肝器械:超声刀
血流控制:悬吊肝右静脉及肝静脉,Pringle 法
　　　　　　入肝血流阻断

| 视频 45 |
中央入路尾状
叶切除术

┃ 关键步骤 ┃

1. 紧邻肝中静脉右侧作预切线；

2. 切至肿瘤边缘,沿肿瘤左右两侧分离肝实质；

3. 保护肝中静脉主干；

4. 分离结扎门静脉尾状叶支。

┃ 学习要点 ┃

1. 熟悉尾状叶解剖；

2. 分离结扎肝短静脉,使肿瘤与下腔静脉分离；

3. 防止损伤肝静脉；

4. 分离结扎尾状叶门静脉分支。

46 尾状叶 + 中央区切除术(切除肝 1、4、5、8 段)

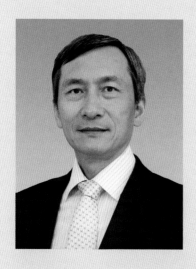

手术医生:周伟平
术者单位:海军军医大学东方肝胆外科医院

周伟平
教授,主任医师,博士生导师
中国腹腔镜肝切除发展与推广专家委员会副主任委员
中国医师协会肝脏外科专业委员会常务委员
中国医师协会 MDT 专业委员会委员
全军普外科专业委员会常务委员
中国医药生物技术协会生物样本库分会常务委员

┃ 病人信息 ┃

基本信息:女性,46 岁
病人主诉:体检 B 超发现尾状叶占位 1 个月,乙肝病毒携带者
术前诊断:原发性肝癌,肝炎后肝硬化,肝多发囊肿
既往病史:乙肝病史 10 年,右侧甲状腺结节切除术后 2 年
肿瘤分期:T1N0M0

┃ 影像学检查结果 ┃

术前 CT:尾状叶占位,大小约 3.7cm×3.5cm,增强后动脉期可见病灶边缘轻度不规则强化,门脉期肿瘤边缘强
化逐渐消退
PET-CT:未见肝外转移性病灶
心电图、胸片、肺功能均正常

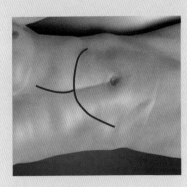

图 1　切口位置

|手术概况|

病人体位：平卧位，右侧抬高

切口位置：如图 1

断肝方法：超声刀离断

切肝器械：超声刀，电刀

血流控制：Pringle 法入肝血流阻断

|视频 46|
尾状叶 + 中央区
切除术（切除肝
1、4、5、8 段）

|关键步骤|

1. 分离、悬吊左右肝门；

2. 离断门静脉尾状叶支；

3. 离断左右两侧尾状叶回流肝短静脉；

4. 确定右侧尾状叶边界；

5. 分离离断肝中静脉；

6. 分离离断门静脉右前区分支。

|学习要点|

1. 尾状叶的解剖（分段、肝腔静脉韧带与尾状叶的关系）；

2. 尾状叶切除的入路选择（结合三维可视化技术）；

3. 尾状叶的门静脉血供、肝静脉回流。

47 肝左三区 + 尾状叶切除术(切除肝 1、2、3、4、5、8 段)

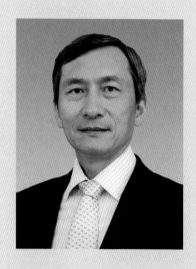

手术医生:周伟平
术者单位:海军军医大学东方肝胆外科医院

周伟平
主任医师,博士生导师
中国腹腔镜肝切除发展与推广专家委员会副主任委员
中国医师协会肝脏外科专业委员会常务委员
中国医师协会 MDT 专业委员会委员
全军普外科专业委员会常务委员
中国医药生物技术协会生物样本库分会常务委员

|病人信息|

基本信息:男性,54 岁
病人主诉:右上腹隐痛 2 个月,体检 B 超发现左肝占位 1 周
术前诊断:原发性肝癌(左),乙肝表面抗原阳性
既往病史:25 年前曾行右手小指截断术
肿瘤分期:T1N0M0

|影像学检查结果|

术前 CT:左肝原发性肝癌,大小约 9.2cm×6.2cm,增强后动脉期可见病灶边缘不规则强化,门脉期肿瘤边缘强化逐渐均匀
PET-CT:未见肝外转移性病灶
心电图、胸片、肺功能均正常

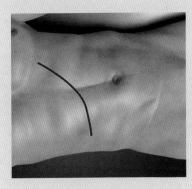

图1 切口位置

┃手术概况┃

病人体位：平卧位，右侧抬高

切口位置：如图1

断肝方法：超声刀离断肝实质

切肝器械：超声刀，电刀

血流控制：Pringle法

┃关键步骤┃

1. 分离、悬吊左右肝门；

2. 离断门静脉尾状叶支；

3. 离断左右两侧尾状叶回流肝短静脉；

4. 确定右侧尾状叶边界；

5. 分离离断门静脉右前分支；

6. 分离离断肝静脉左中共干。

┃学习要点┃

1. 三维可视化规划手术方案，定量评估剩余肝体积，评估术后肝功能衰竭风险；

2. 术中肝血流控制（Pringle法阻断入肝血流、预置肝上下腔静脉、肝下下腔静脉阻断带，以备行全肝血流阻断）；

3. 第一肝门区解剖，明确左右胆管走行，避免术中损伤右肝管；

4. 保护剩余右侧肝脏的完整入肝血流及肝静脉回流。

48　腹腔镜尾状叶肿瘤切除术

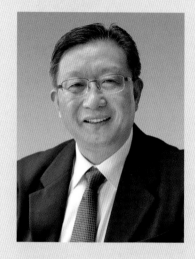

手术医生：蔡秀军
术者单位：浙江大学医学院附属邵逸夫医院

蔡秀军
MD，PhD，FACS，FRCS
教授，主任医师，博士生导师
浙江大学医学院附属邵逸夫医院院长
中华医学会外科学分会副主任委员
中国医师协会外科医师分会微创外科医师委员会主任委员
教育部"长江学者"特聘教授(2009—2012)

｜病人信息｜

基本信息： 男性，56 岁，身高 172cm，体重 72kg
病人主诉： 发现 AFP 升高 2 年，肝脏占位 10 天
术前诊断： 尾状叶肝癌
既往病史： 乙肝 18 年

｜影像学检查结果｜

术前 CT： 肝尾状叶占位，肝癌需考虑
术前 MRI： 肝尾状叶占位，肝细胞癌首先考虑，局部下腔静脉受压分界不清

预期剩余肝脏体积（FLV）	标准肝脏体积（SLV）	预期剩余肝脏体积百分比（FLV/SLV）
1146.25ml	1205.6ml	95.1%

■ 肝动脉
■ 门静脉
■ 肝静脉

图 1　三维重建结果

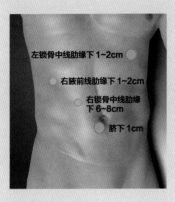

图 2　戳孔位置

| 手术概况 |

病人体位：平卧位

戳孔位置：

● 主操作孔（12mm）

● 观察孔（10mm）

● 助手操作孔（5mm）

断肝方法：刮吸解剖法

切肝器械：腹腔镜多功能手术解剖器

血流控制：未阻断入肝血流

| 视频 48 |
腹腔镜尾状叶肿瘤
切除术

| 关键步骤 |

1. 游离左半肝；

2. 游离尾状叶；

3. 离断与尾状叶相关的血管；

4. 切断肝实质；

5. 肝创面止血。

| 学习要点 |

1. 尾状叶与下腔静脉之间关系密切，仔细分离相关血管，不要损伤下腔静脉；

2. 切肝时由于尾状叶位置较深，予充分暴露，同时注意不要损伤尾状叶临近肝组织及其他组织器官。

49 腹腔镜扩大左半肝联合肝 1 段切除术

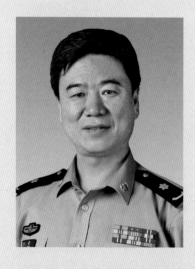

手术医生：刘荣
术者单位：中国人民解放军总医院

刘　荣

教授，主任医师，博士生导师

全军肝胆外科研究所所长

中国人民解放军总医院肝胆外二科 科室主任

中华医学会外科分会委员

中国医师协会外科分会常委

中国医学装备协会智能装备技术分会主任委员

亚太腹腔镜肝切除推广与发展专家委员会副主任委员

中华腹腔镜外科杂志（电子版）总编辑

| 病人信息 |

基本信息： 女性，61 岁，身高 168cm，体重 68kg

病人主诉： 食欲进行性下降 3 月余

术前诊断： 左肝占位

既往病史： 既往"药物性肝损伤"

肿瘤分期： T1N1M0

| 影像学检查结果 |

肝脏 MR 平扫 + 动态增强：

左肝有 1 个多血供肿块，考虑恶性，胆管细胞癌可能性大

肝门、小网膜区和腹膜后多发淋巴结显示

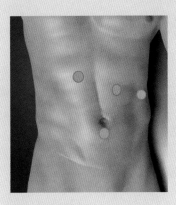

图 1　戳孔位置

| 手术概况 |

病人体位：平卧位

戳孔位置：
- 🔴 主刀孔
- 🔴 观察孔
- 🔴 助手孔

断肝方法：超声刀断肝法

切肝器械：超声刀、直线切割闭合器、血管夹

血流控制：解剖性肝切除（结扎离断左肝入肝血流）

| 视频 49 |
腹腔镜扩大左半肝
联合肝 1 段切除术

| 关键步骤 |

1. 离断肝圆韧带及镰状韧带；

2. 游离左冠状韧带及三角韧带；

3. 显露肝上下腔静脉；

4. 解剖并处理第一肝门；

5. 离断肝左动脉、门静脉左支、左肝管；

6. 游离左尾状叶与下腔静脉并切除左尾叶；

7. 沿肝缺血线离断肝实质。

| 学习要点 |

1. 标本取出时，注意操作器械，防止附带损伤；

2. 肝脏游离要彻底；

3. 肝脏断面仔细止血；

4. 标本取出时一定要置入内镜下使用一次性取物袋，防止肿瘤播散转移。

50 机器人左半肝联合尾段切除术

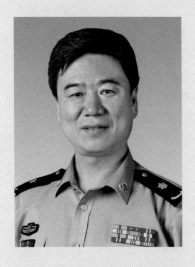

手术医生:刘荣

术者单位:中国人民解放军总医院

刘 荣

教授,主任医师,博士生导师

全军肝胆外科研究所所长

中国人民解放军总医院肝胆外二科科室主任

中华医学会外科分会委员

中国医师协会外科分会常委

中国医学装备协会智能装备技术分会主任委员

亚太腹腔镜肝切除推广与发展专家委员会副主任委员

中华腹腔镜外科杂志(电子版)总编辑

┃病人信息┃

基本信息:女性,45 岁,身高 156cm,体重 58kg

病人主诉:上腹部不适 4 个月

术前诊断:左肝占位

既往病史:高血压病 5 年,糖尿病 4 年余

肿瘤分期:T1N1M0

┃影像学检查结果┃

肝脏 MR 平扫 + 强化:左肝内多血供结节影,考虑为恶性肿瘤,胆管细胞癌可能性大

PET-CT 检查:左肝内有多个高代谢病灶,伴肝内胆管扩展,考虑为恶性肿瘤,以胆管细胞癌可能性大

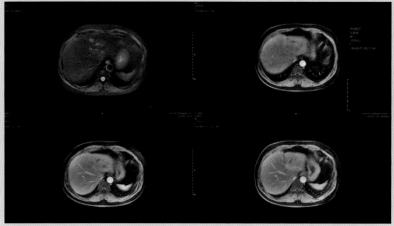
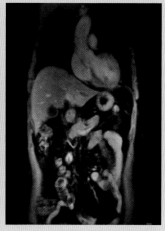

图 1 肝脏 MR 平扫 + 强化

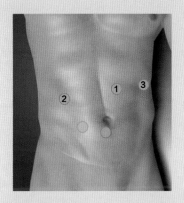

图 2 戳孔位置

┃手术概况┃

病人体位：头高脚低位

戳孔位置：

● 操作臂（8mm）

● 观察孔（12mm）

● 助手孔（12mm）

断肝方法：超声刀断肝法

切肝器械：机器人手术常规器械及百克钳

血流控制：解剖性肝切除 + 全肝血流阻断

┃视频 50┃
机器人左半肝联合
尾段切除术

┃关键步骤┃

1. 游离肝左外区，打开肝胃韧带；

2. 显露肝左尾状叶，进行探查；

3. 超声刀沿腔静脉旁部离断肝实质；

4. 取出标本，放置引流管。

┃学习要点┃

1. 解剖及清扫肝十二指肠韧带淋巴结及结缔组织；

2. 游离及解剖肝左动脉及门静脉，并结扎、离断；

3. 超声刀结合闭合器离断左半肝；

4. 游离左尾状叶，结扎、离断肝短静脉；

5. 部分情况，可以采用切割闭合器离断腔静脉旁部。

单独或合并肝段切除术

51 肝 8 段切除术

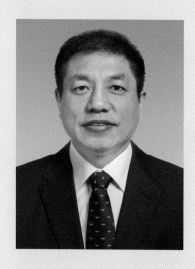

手术医生:蔡建强
术者单位:中国医学科学院肿瘤医院

蔡建强
主任医师,博士生导师
中国医学科学院肿瘤医院副院长
中华医学会外科学分会委员
中国医师协会肝癌专业委员会副主任委员
中国医疗保健国际交流促进会结直肠癌肝转移治疗专业委员会主任
委员
中国抗癌协会肝癌专业委员会常务委员

┃ 病人信息 ┃

基本信息:女性,72 岁,身高 152cm,体重 70kg
病人主诉:体检发现肝脏占位 1 个月
术前诊断:原发性肝癌
既 往 史:10 年前因胆囊结石行腹腔镜胆囊切除术
肿瘤分期:BCLC A 期

┃ 影像学检查结果 ┃

术前 CT 及 MRI:右肝肿瘤,考虑为 HCC;胆囊切除术后

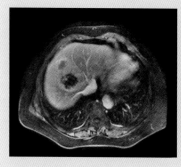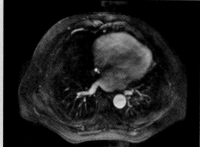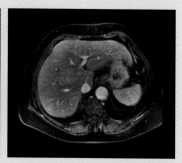

图 1 术前影像学检查

肝脏总体积	肝 S8 段体积	剩余肝脏体积	残肝比
1688.82ml	138.42ml	1550.4ml	91.8%

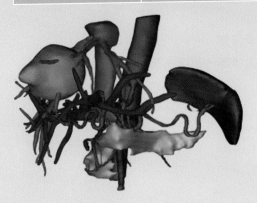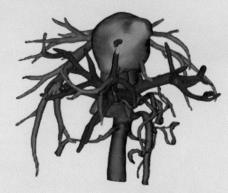

图2 三维重建结果

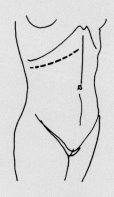

| 手术概况 |

病者体位:平卧位

切口位置:肋缘下斜切口

断肝方法:解剖切除

切肝器械:CUSA

血流控制:区域性入肝血流阻断

| 视频 51 |
肝 8 段切除术

图3 切口位置

| 关键步骤 |

1. 游离右肝,解剖第三、第二肝门;

2. 解剖第一肝门,显露门脉右支及肝右动脉;

3. 术中超声确定切除边界;

4. 解剖性切除肝段。

| 学习要点 |

1. 解剖显露结扎肝短静脉方法;

2. 第一肝门管道走行及显露步骤;

3. 门静脉8段分支的显露处理;

4. 肝右静脉及肝中静脉的处理。

52 腹腔镜肝 7 段切除术

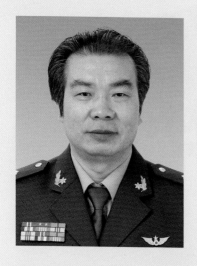

手术医生:郑树国　李建伟
术者单位:陆军军医大学第一附属医院(重庆西南医院)

郑树国
MD,PhD
教授,主任医师,博士研究生导师
国际外科、胃肠及肿瘤协会委员
中华外科学会胆道外科学组委员
中国研究型医院学会肝胆胰外科专委会副主任委员
中国医师协会机器人外科医师委员会常委
中国医师协会微创外科医师委员会委员

| 病人信息 |

基本信息:男性,49 岁,身高 160cm,体重 50kg
病人主诉:右上腹持续胀痛 1 周余,发现肝脏占位 4 天
术前诊断:(右肝)原发性肝癌
既往病史:慢性乙型病毒性肝炎 10 余年
肿瘤分期:BCLC A 期

| 影像学检查结果 |

CT 检查:1. 肝 6、7 段占位,考虑肝癌可能

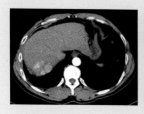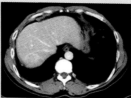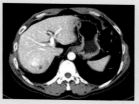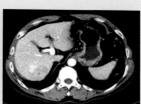

图 1　CT 检查

MR 检查:1. 肝 6、7 段占位,考虑原发性肝细胞癌;2. 脂肪肝、肝硬化,脾大,胆囊息肉;3. 门静脉右上下支分别汇入门静脉主干。

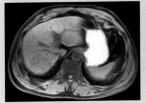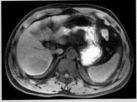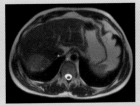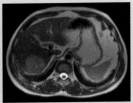

图2　MR 检查

┃肝体积测算┃

肝脏总体积	预期剩余肝脏体积(FLV)	标准肝脏体积(SLV)	预期剩余肝脏体积百分比(FLV/SLV)
872.65ml	665.51ml	1297.09ml	51%

ICG 15R:3.5%

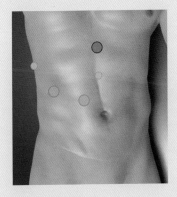

图3　戳孔位置
各戳孔间距 8~10cm

┃手术概况┃

病人体位:仰卧分腿,头高脚低 10°~20°,右侧抬高 10°~30°

戳孔位置:

● 主操作孔(12mm)　　● 观察孔(10mm)

● 断肝主操作孔(12mm)　　● 副操作孔(5mm)

断肝方法:头侧入路

切肝器械:超声刀、CUSA、双极电凝

血流控制:间歇性全肝入肝血流阻断

┃视频 52 ┃
腹腔镜肝 7 段切除术

┃关键步骤┃

1. 游离右肝,解剖第二肝门;

2. 术中超声定位肝右静脉走行及 7 段肝蒂,确定切肝范围;

3. 头侧入路循肝右静脉离断肝脏实质;

4. 解剖并离断 7 段肝蒂,断面显露肝右静脉及下腔静脉。

┃学习要点┃

1. 腔镜下充分游离右肝,充分显露术野;

2. 熟悉肝内解剖,避免损伤肝右静脉主干;

3. 循肝右静脉从头侧到足侧离断肝脏实质,有助于解剖显露肝右静脉。

53 腹腔镜肝 8 段切除术

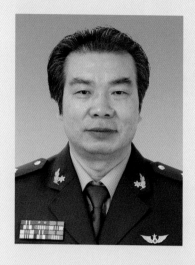

手术医生:郑树国　王小军
术者单位:陆军军医大学第一附属医院(重庆西南医院)

郑树国
MD,PhD
教授,主任医师,博士研究生导师
国际外科、胃肠及肿瘤协会委员
中华外科学会胆道外科学组委员
中国研究型医院学会肝胆胰外科专委会副主任委员
中国医师协会机器人外科医师委员会常委
中国医师协会微创外科医师委员会委员

| 病人信息 |

基本信息:男性,51 岁,身高 161cm,体重 68kg
病人主诉:体检发现肝脏占位 6 天
术前诊断:(右肝)原发性肝癌
既往病史:慢性乙型病毒性肝炎
肿瘤分期:BCLC A 期

| 影像学检查结果 |

CT 检查:1. 肝 8 段占位,符合肝癌表现;2. 右半肝钙化灶;3. 上腹部 CTA 未见明显异常。

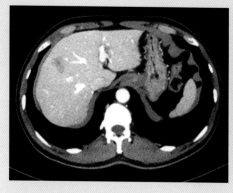
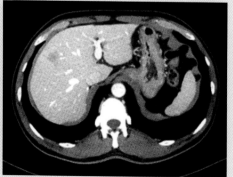

图 1　CT 检查

肝脏总体积	预期剩余肝脏体积（FLV）	标准肝脏体积（SLV）	预期剩余肝脏体积百分比（FLV/SLV）
1037.05ml	820.05ml	1281.34ml	64%

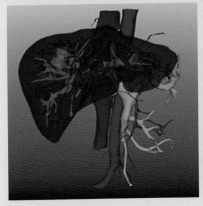 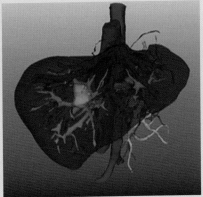

肝动脉
肝静脉
门静脉

ICG 15R:5.5%

图2 三维重建结果

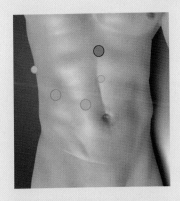

图3 戳孔位置
各戳孔间距 8~10cm

| 手术概况 |

病人体位：仰卧分腿，头高脚低 10°~20°，右侧抬高 10°~30°

戳孔位置：

● 主操作孔（12mm）

● 观察孔（10mm）

● 助手操作孔（12mm）

● 副操作孔（5mm）

断肝方法：足侧头侧联合入路

切肝器械：超声刀、双极电凝

血流控制：间歇性全肝入肝血流阻断

| 视频 53 |
腹腔镜肝 8 段切除术

| 关键步骤 |

1. 游离右肝，解剖第二肝门，悬吊肝右静脉；

2. 足侧入路循肝中静脉离断左侧断面肝实质；

3. 解剖并离断 8 段肝蒂三个分支（腹侧支、背侧支、外侧支）；

4. 头侧足侧联合入路离断右侧断面肝实质，断面显露肝右静脉。

| 学习要点 |

1. 重视术中超声的运用，有利于确认肿瘤位置及其与重要管道结构的关系；

2. 熟悉肝静脉系统解剖，避免损伤肝中、肝右静脉主干；

3. 控制性低中心静脉压，必要时间歇性第一肝门血流阻断，可减少术中失血，保证术野清晰；

4. 过硬的腔镜下缝合技术。

54 机器人肝 8 段切除术

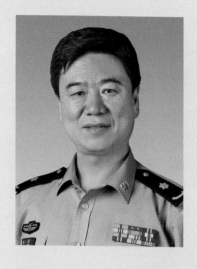

手术医生：刘荣
术者单位：中国人民解放军总医院

刘 荣
教授，主任医师，博士生导师
全军肝胆外科研究所所长
中国人民解放军总医院肝胆外二科科室主任
中华医学会外科分会委员
中国医师协会外科分会常委
中国医学装备协会智能装备技术分会主任委员
亚太腹腔镜肝切除推广与发展专家委员会副主任委员
中华腹腔镜外科杂志（电子版）总编辑

| 病人信息 |

基本信息： 男性，51 岁，身高 175cm，体重 72kg
病人主诉： 体检发现肝脏占位 2 个月
术前诊断： 右肝占位：原发性肝癌
既往病史： 发现丙肝病史 5 年，糖尿病史 6 年，高血压病史 11 年，20 年前因左肺结核行左肺上叶切除
肿瘤分期： T1N0M0

| 影像学检查结果 |

术前 MR： 肝 8 段占位，考虑肝癌可能性大

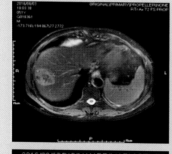
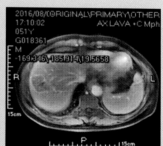
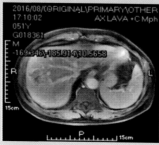
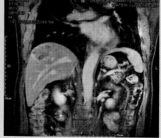

图 1 腹部 MR：显示肝 8 段富血供结节，考虑原发性肝癌

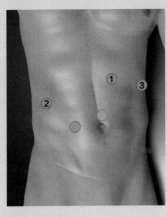

图 2　戳孔位置

|手术概况|

病人体位：头高脚低位

戳孔位置：

- 操作臂（8mm）
- 观察孔（12mm）
- 助手孔（12mm）

断肝方法：超声刀断肝法

切肝器械：机器人手术常规器械及百克钳

血流控制：解剖性肝切除 + 全肝血流阻断

| 视频 54 |
机器人肝 8 段切除术

|关键步骤|

1. 肝周韧带适当游离，不做过多游离；
2. 做好第一肝门、全肝门预阻断；
3. 沿肿瘤边界 2cm 做预切线；
4. 超声刀离断肝实质。

|学习要点|

1. 肝周韧带适当游离，不做过多游离；
2. 做好第一肝门预阻断；
3. 沿肿瘤边界 2cm 做预切线，必要时行术中超声辅助定位；
4. 超声刀断肝，并缝扎肝 8 段肿瘤静脉回流血管。

肝切除术 + 癌栓清扫

55　前入路解剖性左半肝切除术 + 癌栓清扫

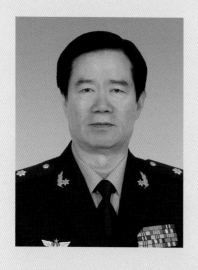

手术医生：窦科峰
术者单位：空军军医大学附属西京医院

窦科峰
教授,主任医师,博士生导师
中华医学会外科学分会副主任委员
中国研究型医院学会普通外科学专业委员会主任委员
中国医师协会器官移植医师分会副会长
中华医学会器官移植学分会常委
全军普通外科委员会主任委员

| 病人信息 |

基本信息： 男性,55 岁,身高 176cm,体重 82kg

病人主诉： 体检发现肝脏占位 20 天

术前诊断： 1. 肝癌伴门静脉癌栓形成

　　　　　　2. 慢性丙型病毒性肝炎

既往病史： 发现丙肝 2 年

肿瘤分期： BCLC 分期　C 期

| 影像学检查结果 |

CT 提示： 左肝及右前区异常密度影,多考虑肿瘤性病变,伴门静脉左支及汇合处癌栓形成

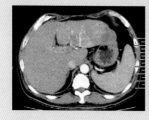 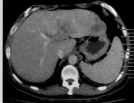 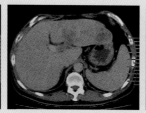 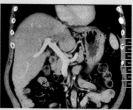

图 1　CT 平扫 + 增强

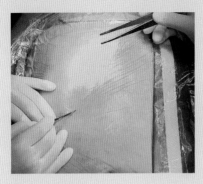

图2 切口位置

┃手术概况┃

病人体位: 仰卧位

切口位置: 右侧肋缘下斜切口

切肝方法: 前入路解剖性左半肝切除

切肝器械: 1. 电刀；2. 蚊式钳；
3. 超声刀；4. 射频止血系统

血流控制: 区域性入肝血流阻断

┃视频55┃
前入路解剖性
左半肝切除术

┃关键步骤┃

1. 解剖第一肝门并离断肝左动脉、胆管左支;切开门静脉左支,取尽癌栓,间断入肝血流阻断;

2. 解剖第二肝门,显露肝左静脉、肝静脉陷窝;

3. 确定切除线,多器械联合离断肝实质;

4. 离断肝静脉分支和肝左静脉。

┃学习要点┃

1. 解剖第一肝门,充分显露肝动脉、肝左动脉、肝右动脉、胆总管、左右肝管、门静脉左右支,离断肝左动脉、左肝管,门静脉左支癌栓取出;

2. 解剖第二肝门,充分显露肝左静脉、肝静脉陷窝;

3. 沿切除线多器械联合(电刀、蚊式钳、超声刀、射频止血系统)离断肝实质;

4. 所遇管道(肝静脉分支、门静脉分支、分支胆管及小动脉)的离断及处理。

其他肝脏手术

56 腹腔镜绕肝带法二步肝切除术(蔡氏 ALPPS)

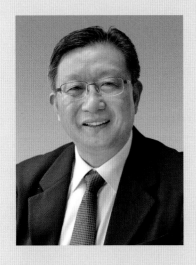

手术医生:蔡秀军
术者单位:浙江大学医学院附属邵逸夫医院

蔡秀军
MD,PhD,FACS,FRCS
教授,主任医师,博士生导师
浙江大学医学院附属邵逸夫医院院长
中华医学会外科学分会副主任委员
中国医师协会外科医师分会微创外科医师委员会主任委员
教育部"长江学者"特聘教授(2009-2012)

┃ 病人信息 ┃

基本信息:男性,64 岁,身高 168cm,体重 80kg

病人主诉:发现肝占位 2 年,肝脏射频消融术后 2 年,
TACE 术后 2 个月

术前诊断:右肝癌
肝脏射频消融术后
TACE 术后

既往病史:乙肝肝硬化

┃ 影像学检查结果 ┃

术前 CT:

1. 肝癌 TACE 术后改变
2. 肝硬化、胃底静脉曲张;肝小血管瘤,右肝小囊肿
3. 胆囊结石

┃ 三维重建结果 ┃

预期剩余肝脏体积(FLV)	标准肝脏体积(SLV)	预期剩余肝脏体积百分比(FLV/SLV)
452.76ml	1343.49ml	33.7%

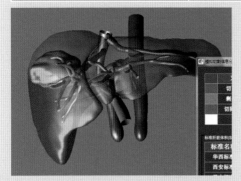

■ 肝动脉
■ 肝静脉
■ 门静脉　图 1　三维重建结果

一期术后 8 天后复查 CT,三维重建结果

预期剩余肝脏体积(FLV)	标准肝脏体积(SLV)	预期剩余肝脏体积百分比(FLV/SLV)
595.17ml	1343.49ml	44.3%

■ 肝动脉
■ 肝静脉
■ 门静脉

图 2 三维重建结果

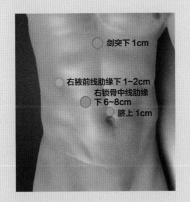

○ 剑突下 1cm

○ 右腋前线肋缘下 1~2cm
○ 右锁骨中线肋缘
下 6~8cm
○ 脐上 1cm

图 3 戳孔位置

手术概况

病人体位: 右侧抬高 45°~60°

戳孔位置:
● 主操作孔(12mm)
● 观察孔(10mm)
● 助手操作孔(5mm)

断肝方法: 刮吸解剖法

切肝器械: 腹腔镜多功能手术解剖器

血流控制: 区域性入肝血流阻断

| 视频 56 |
腹腔镜绕肝带法
二步肝切除术
(蔡氏 ALPPS)

关键步骤

1. 解剖第一肝门;
2. 分离并结扎门静脉右支;
3. 游离右半肝;
4. 解剖第二肝门,分离肝右静脉;
5. 预置绕肝带;
6. 待左半肝剩余体积增大后行二期肝脏切除手术。

学习要点

1. 一期手术分离并结扎门静脉右支,阻断右肝门脉血流及分离肝右静脉;
2. 肝右静脉与肝中静脉之间放置绕肝带;
3. 一期手术后密切关注肝脏体积变化,限期行二期手术。

57 ICG荧光融合影像引导腹腔镜解剖性右半肝切除术

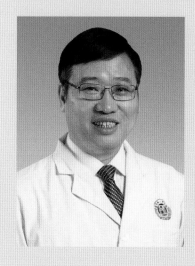

手术医生:尹新民　成伟　刘胜
术者单位:湖南省人民医院

尹新民
教授,主任医师
湖南省人民医院肝胆胰微创外科主任
国际肝胆胰协会中国分会胆道结石外科专业委员会主任委员
亚太腹腔镜肝切除推广与发展专家委员会国际委员
中华医学会外科分会肝脏外科学组委员
中国腹腔镜肝切除技术发展与推广委员会副主任委员
中国抗癌协会胆道肿瘤微创及综合治疗分会副主任委员
中国医药教育协会肝胆胰外科专业委员会副主任委员

| 病人信息 |

基本信息:女性,68岁
病人主诉:体检发现右肝占位性病变1周
术前诊断:1. 右肝原发性肝细胞癌;2. 慢性乙型病毒性肝炎;3. 肝炎后肝硬化(代偿期)
既往病史:慢性乙型病毒性肝炎30多年
肿瘤分期:T3aN0M0

| 影像学检查结果 |

术前CT:右肝多发占位病变,考虑肝癌并子灶形成
术前MRI:右肝癌并周边子灶形成

肝脏总体积	预期剩余肝脏体积（FLV）	标准肝脏体积（SLV）	预期剩余肝脏体积百分比（FLV/SLV）
1279.3ml	568.4ml	1024ml	55.5%

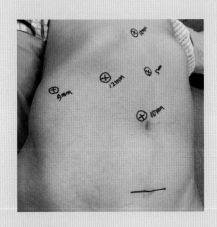

动脉

静脉

肿瘤

门静脉

图 1　三维重建结果

| 手术概况 |

病人体位：平卧分腿位

戳孔 / 切口位置：如图 2

断肝方法：ICG 荧光融合影像引导腹腔
　　　　　　镜循肝中静脉解剖性右半肝切除术

切肝器械：超声刀

血流控制：选择性右半肝入肝血流阻断 + 间断
　　　　　　Pringle 阻断

图 2　戳孔 / 切口位置

视频57

| 视频 57 |
ICG 荧光融合影像
引导腹腔镜解剖性
右半肝切除术

| 关键步骤 |

1. 鞘内解剖法选择性阻断右半肝血流获得缺血线；

2. 游离右半肝，处理第三肝门肝短静脉及肝右后下静脉；

3. 结扎门静脉右支及肝右动脉。外周静脉注射 ICG 进行反染，荧光显示左半肝；

4. 全程循肝中静脉离断肝实质；

5. 最后离断肝右静脉。

| 学习要点 |

1. 术前 2~3 天经外周静脉注射 ICG 荧光显影剂，以帮助术中显露肿瘤位置；

2. 选择性半肝血流阻断以获得半肝缺血线，术中再经外周静脉注射 ICG 荧光显影剂反染左侧半肝以获得精确半肝缺血线，并指导断肝；

3. 辅助间断 Pringle 阻断可以减少断肝时出血；

4. 断肝时要求麻醉师将低 CVP 控制在 3cmH$_2$O；

5. 循肝中静脉平面断肝：攀枝而上找主干，全程显露肝中静脉，与荧光显影一起作为解剖性半肝切除的导向路标。

58 ICG 荧光导航腹腔镜右半肝切除术

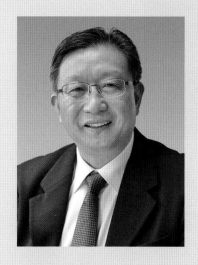

手术医生:蔡秀军
术者单位:浙江大学医学院附属邵逸夫医院

蔡秀军
MD,PhD,FACS,FRCS
教授,主任医师,博士生导师
浙江大学医学院附属邵逸夫医院院长
中华医学会外科学分会副主任委员
中国医师协会外科医师分会微创外科医师委员会主任委员
教育部"长江学者"特聘教授(2009—2012)

┃病人信息┃

基本信息: 女性,49 岁,身高 162cm,体重 53.5kg
病人主诉: 发现右肝肿物 1 月余
术前诊断: 右肝癌
既往病史: 甲状腺癌根治术后 2 年余
肿瘤分期: ⅠB 期,T1bN0M0

┃影像学检查结果┃

术前 CT: 右肝占位,肝囊肿
术前 MR: 右肝占位,恶性肿瘤首先考虑,胆管细胞癌? 肝脏多发小囊肿

肝脏总体积	预期剩余肝脏体积(FLV)	标准肝脏体积(SLV)	预期剩余肝脏体积百分比(FLV/SLV)
1207.25ml	529.9ml	949.7ml	55.8%

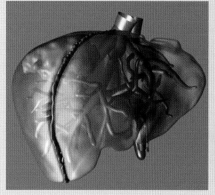
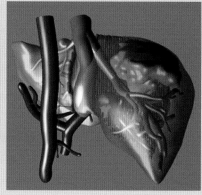

■ 肝动脉
■ 肝静脉
■ 门静脉

图 1 三维重建结果

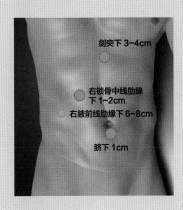

图 2　戳孔位置

| 手术概况 |

病人体位：右侧抬高 30°~60°

戳孔位置：

- 🔴 主操作孔（12mm）
- ⚪ 观察孔（10mm）
- ⚪ 助手操作孔（5mm）

断肝方法：刮吸解剖法

切肝器械：腹腔镜多功能手术解剖器

血流控制：区域性入肝血流阻断

| 视频 58 |

ICG 荧光导航
右半肝切除术

| 关键步骤 |

1. 游离右半肝；
2. 离断肝右动脉；
3. 阻断门静脉右支；
4. 外周静脉注射吲哚菁绿；
5. 荧光显像后离断肝实质。

| 学习要点 |

1. 切肝前行区域性入肝血流阻断，即阻断 / 切断右肝动脉、门静脉右支；
2. 外周静脉注射吲哚菁绿 2.5mg，荧光探头下可见 ICG 随血流入肝，左半肝显示荧光；
3. 吲哚菁绿可显示左右半肝界线，在荧光导航下行肝脏切除。

59 ICG 荧光导航腹腔镜右半肝切除术

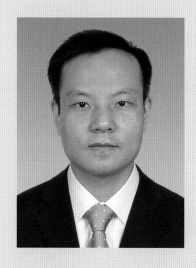

手术医生:王晓颖
术者单位:复旦大学附属中山医院

王晓颖
MD,PHD
教授,主任医师
复旦大学附属中山医院肝外科微创亚专科主任
临床机器人手术协会(CRSA)执行委员
国际腹腔镜肝脏学会(ILLS)创始委员
国际外科医生、胃肠病学家和肿瘤学家协会(IASGO)委员
亚太腹腔镜肝切除推广与发展专家委员会委员
中国医师协会医学机器人医师分会委员

| 病人信息 |

基本信息:男性,50 岁,身高 172cm,体重 75kg
病人主诉:发现肝占位,介入术后 1 个月
术前诊断:肝细胞癌
既往病史:乙肝 16 年
肿瘤分期:TNM ⅢA 期(T3N0M0)

| 影像学检查结果 |

术前 B 超:右肝多发肿瘤
术前 MR:右肝多发肿瘤伴出血

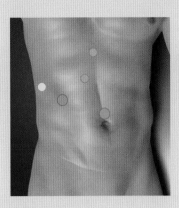

图 1　戳孔位置

| 手术概况 |

病人体位：右侧抬高 30°

戳孔位置：
● 主操作孔（12mm）　○ 副操作孔（5mm）
● 观察孔（12mm）　● 助手操作孔（5mm）

断肝方法：钳夹法

切肝器械：超声刀

血流控制：选择性半肝血流阻断

| 视频 59 |
ICG 荧光导航腹腔镜
右半肝切除术

| 关键步骤 |

1. 解剖肝门；
2. 结扎肝右动脉；
3. 阻断门静脉右支；
4. 肝实质离断；
5. 肝中静脉显露；
6. 切断右侧肝蒂；
7. 切断肝右静脉。

| 学习要点 |

1. 小口钳夹；
2. 带能量快速轻夹；
3. 两侧肝脏保持适当的张力；
4. 由肝实质浅层向深部逐步进行；
5. 显露的细小管道可使用超声刀直接离断；
6. 较大管道可用钛夹、Hem-O-lok 或 Stapler 夹闭后离断；
7. 沿肝静脉分支找到主干，以超声刀非工作面贴肝静脉主干分离。

60 右 3 段肝切除 + 胆囊切除 + 肝门部淋巴结清扫 + 门静脉重建 + 下腔静脉部分切除人工血管重建 + 高位胆管整形 + 肝管吻合术

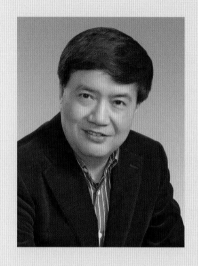

手术医生：别平
术者单位：陆军军医大学第一附属医院（重庆西南医院）

别 平

MD，PhD

教授，主任医师，博士研究生导师

陆军军医大学第一附属医院肝胆外科主任，全军肝胆外科研究所所长

中华医学会外科学分会委员

中国医师协会外科医师分会委员

中国抗癌协会肝癌专业委员会常委

中国抗癌协会胆道肿瘤专业委员会副主任委员

全军肝胆外科专业委员会副主任委员

| 病人信息 |

基本信息：男性，48 岁，身高 170cm，体重 60kg

病人主诉：体检发现肝占位 4 年，反复右上腹痛 1 年

术前诊断：肝包虫病（棘球蚴病）合并下腔静脉受损

既往病史：疫区生活史

肿瘤分期：无

| 影像学检查结果 |

CT 检查：提示肝脏病变主要位于右肝及尾叶，侵犯下腔静脉、肝右静脉及肝中静脉，与第一肝门联系紧密，病变内有钙化灶。

MR 检查：提示病变良性可能，侵及下腔静脉腔内，占位组织密度不均，远端胆管稍扩张，肝门部结构显示不清。

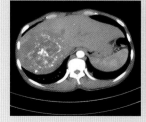 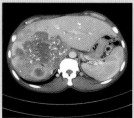 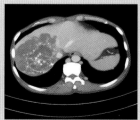 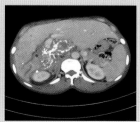

图 1 CT 检查

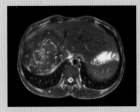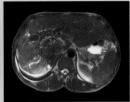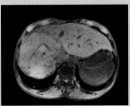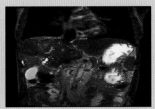

图2 MR 检查

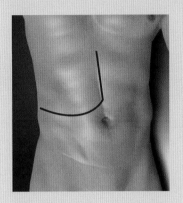

图3 切口位置

| 手术概况 |

病人体位:平卧位

切口位置:右侧反"L"形切口

切肝方法:前入路

切肝器械:CUSA、电凝、连发钛夹

血流控制:间歇性全肝入肝血流阻断

| 视频60 |

右3段肝切除+胆囊切除+肝门部淋巴结清扫+门静脉重建+下腔静脉部分切除人工血管重建+高位胆管整形+肝管吻合术

| 关键步骤 |

1. 清扫第一肝门淋巴结;

2. 沿镰状韧带右侧缘离断肝实质;

3. 解剖第一肝门,离断肝右动脉,悬吊肝固有动脉;

4. 解剖并离断受侵犯的门静脉主干及门静脉右支;

5. 重建门静脉;

6. 继续离断肝实质至第二肝门,离断肝右静脉;

7. 切除受侵犯的尾叶及腔静脉,控制性释放下腔静脉血流,冲尽腔内包虫病灶,行人工血管架桥;

8. 胆管整形,内引流。

| 学习要点 |

1. 包虫病的手术方式与恶性肿瘤有一定的差异,主要以去除病灶,保留功能肝组织为主,切缘不做硬性要求;

2. CUSA 结合电凝是肝切除的重要方法;

3. 血管吻合注意无张力吻合,肝素水持续冲洗,防止术后血栓;

4. 胆管整形一期吻合注意防止吻合口狭窄,胆管内引流可推荐使用;

5. 切肝全程注意血流的控制,入肝血流阻断可以满足手术需要。

推荐阅读

1. 张志伟,陈孝平.**肝切除术中各种断肝技术的特点**.肝胆外科杂志,2006,14(4):241-242.

2. 刘荣,黄志强,周宁新,等.**腹腔镜肝切除术的手术入路探讨**.中华医学杂志,2004,84(3):219-221.

3. 窦科峰,龚振斌.**肝脏切除术中的微创策略及技术**.中国普外基础与临床杂志,2012,19(7):687-691.

4. 李相成,王科,姚爱华,等.**肝右三区切除合并门静脉重建治疗肝门部胆管癌的原则和要点**.中华普外科手术学杂志(电子版),2015,9(5):8-11.

5. 周俭,王征,孙健,等.**联合肝脏离断和门静脉结扎的二步肝切除术**.中华消化外科杂志,2013,12(7):485-489.

6. 陈亚进,陈捷.**能量外科器械在肝脏手术中的应用**.中华肝脏外科手术学电子杂志,2015,4(1):9-12.

7. 郑树国.**腹腔镜解剖性肝中叶切除术**.中国普外基础与临床杂志,2014,21(8):929-931.

8. 刘允怡.**肝切除与肝移植应用解剖学**.第2版.北京:人民卫生出版社,2016.

9. 刘荣.**腹腔镜肝脏外科手术操作要领与技巧**.北京:人民卫生出版社,2014.

索 引

图书在版编目（CIP）数据

肝脏外科名家手术精粹 / 刘允怡主编 . —北京：
人民卫生出版社，2019

ISBN 978–7–117–27831–7

I.①肝…　Ⅱ.①刘…　Ⅲ.①肝疾病 – 外科手术

Ⅳ.①R657.3

中国版本图书馆 CIP 数据核字（2019）第 002262 号

| 人卫智网 | www.ipmph.com | 医学教育、学术、考试、健康，购书智慧智能综合服务平台 |
| 人卫官网 | www.pmph.com | 人卫官方资讯发布平台 |

肝脏外科名家手术精粹

主　　编：刘允怡

出版发行：人民卫生出版社（中继线 010-59780011）

地　　址：北京市朝阳区潘家园南里 19 号

邮　　编：100021

E - mail：pmph @ pmph.com

购书热线：010-59787592　010-59787584　010-65264830

印　　刷：北京盛通印刷股份有限公司

经　　销：新华书店

开　　本：787 × 1092　1/16　　印张：11

字　　数：306 千字

版　　次：2019 年 3 月第 1 版　2020 年 1 月第 1 版第 2 次印刷

标准书号：ISBN 978-7-117-27831-7

定价（含 U 盘）：598.00 元

打击盗版举报电话：010-59787491　E-mail：WQ @ pmph.com
（凡属印装质量问题请与本社市场营销中心联系退换）